Enfermería

de

cirugía cardiaca

La guía completa

ALEXANDRE CAREWELL

Índice

« En manos de un cardiocirujano, un corazón no es sólo un órgano, sino el símbolo de una segunda oportunidad con cada latido. »

Capítulo 1

INTRODUCCIÓN CIRUGÍA CARDÍACA

Historia y desarrollo cirugía cardíaca

La historia de la cirugía cardiaca es a la vez fascinante y un testimonio de la increíble capacidad de la humanidad para traspasar los límites de la ciencia y la medicina para salvar vidas. Profundizando en el pasado, descubrimos que las primeras intervenciones en el corazón se consideraban una frontera infranqueable, una zona del cuerpo humano que se denominaba "la zona prohibida". La complejidad y sensibilidad del corazón se interpusieron durante mucho tiempo en el camino de la cirugía directa.

A principios del siglo XX, valientes pioneros se atrevieron a acercarse a este misterioso órgano, realizando operaciones sencillas, a menudo en circunstancias de última oportunidad. Sin embargo, el verdadero avance se produjo con el desarrollo de la máquina cardiopulmonar en la década de 1950. Este revolucionario dispositivo permitía desviar temporalmente el flujo sanguíneo, dando a los cirujanos una ventana de oportunidad para operar el corazón inmóvil.

Esta innovación abrió las puertas a la cirugía cardiaca moderna, dando lugar a una serie de rápidos avances. El bypass aortocoronario, la cirugía valvular e incluso el trasplante de corazón se hicieron factibles. Se han salvado vidas que antes se habrían perdido por defectos cardíacos o enfermedades cardíacas avanzadas.
A lo largo de las décadas, la cirugía cardiaca ha seguido evolucionando, incorporando nuevas tecnologías y técnicas. La cirugía mínimamente invasiva, por ejemplo, ha permitido realizar intervenciones importantes a través de pequeñas incisiones, reduciendo significativamente los tiempos de recuperación y las complicaciones. También han desempeñado un papel fundamental los métodos avanzados de diagnóstico por imagen, los materiales

innovadores para prótesis e implantes y la mejora de los protocolos de cuidados pre y postoperatorios.

Hoy en día, la cirugía cardiaca, que en su día se consideraba un milagro, se ha convertido en un procedimiento estándar en muchos hospitales de todo el mundo. Los cirujanos cardiacos, armados con profundos conocimientos y tecnología punta, siguen ampliando los horizontes de lo posible, recordando siempre a los audaces pioneros que les precedieron. Y aunque los retos persisten, el futuro de la cirugía cardiaca se presenta brillante, ofreciendo la esperanza de nuevas innovaciones y curas aún más notables.

Los retos y la complejidad cirugía cardíaca

La cirugía cardiaca, piedra angular de la medicina moderna, está plagada de retos considerables y de la complejidad inherente al órgano que trata: el corazón. Este órgano vital, motor de la vida, representa un reto constante para los cirujanos por su importancia y su delicada mecánica.

Una de las primeras cuestiones es sin duda el riesgo asociado a cualquier operación en un órgano tan vital. Un simple error, un ligero desajuste o una complicación menor pueden tener consecuencias fatales. Esta realidad hace recaer una enorme responsabilidad sobre los hombros del cirujano, donde cada decisión cuenta y el margen de error es mínimo.

La complejidad técnica de los procedimientos es otro aspecto importante. Los cirujanos deben conocer a fondo la anatomía cardiaca, comprender las sutilezas de los distintos tejidos, venas, arterias y válvulas, y dominar el uso de equipos de vanguardia. La llegada de nuevas tecnologías, como la cirugía asistida por robot y las técnicas avanzadas de diagnóstico por imagen, aunque aportan ventajas considerables, también requieren una formación y unas habilidades específicas.

La rápida evolución de los conocimientos médicos y la tecnología también significa que los cirujanos deben estar constantemente al día. Los protocolos de ayer pueden quedar obsoletos mañana, sustituidos por nuevos enfoques más eficaces o seguros.

Además, la cirugía cardiaca no se detiene en la operación en sí. Igual de importantes son los cuidados preoperatorios, cruciales para preparar al paciente y minimizar los riesgos, y la fase postoperatoria, esencial para garantizar una recuperación óptima y evitar complicaciones. La colaboración con otros profesionales sanitarios - cardiólogos, anestesistas, enfermeras especializadas, fisioterapeutas - es por tanto esencial.

Por último, está la cuestión ética y humana. Más allá de sus habilidades técnicas, los cirujanos cardiacos se enfrentan a menudo a decisiones difíciles: cuándo operar, cuándo elegir una alternativa menos invasiva, cuándo, por desgracia, reconocer que la cirugía ya no puede ayudar. En esos momentos, la capacidad de comunicarse con compasión, sopesar los pros y los contras y respetar los deseos y la dignidad del paciente es fundamental.

La cirugía cardiaca, aunque es un campo de excelencia médica, sigue siendo un arte delicado, en el que la ciencia, la técnica, la ética y la humanidad deben entrelazarse constantemente para ofrecer a los pacientes lo mejor.

La importancia de la enfermera
en esta especialidad

La cirugía cardiaca, con todas sus complejidades y desafíos, requiere un equipo médico dedicado y cualificado en el que cada miembro desempeña un papel crucial. En este contexto, la enfermera, a menudo percibida como la sombra discreta pero esencial del cirujano, adquiere una importancia particular.

Desde el principio, la enfermera de cirugía cardiaca es uno de los primeros puntos de contacto para el paciente. Recopilan la información médica esencial, evalúan el estado del paciente y ayudan a poner en marcha el plan de cuidados. Esta primera impresión, esta capacidad para tranquilizar y establecer una relación de confianza, puede tener un impacto significativo en la experiencia global del paciente.

La enfermera también desempeña un papel fundamental durante la propia operación, aunque a menudo fuera del quirófano. Preparan al paciente, se aseguran de que todos los dispositivos médicos necesarios estén listos y velan por que los protocolos de seguridad se sigan al pie de la letra.

Tras una intervención quirúrgica, a menudo es la enfermera quien se ocupa del paciente durante los cruciales primeros momentos en la sala de recuperación. Supervisan las constantes vitales, controlan el dolor, detectan cualquier complicación y están preparados para intervenir en caso de emergencia. En los días siguientes, la enfermera sigue controlando la evolución del paciente, administrándole la medicación, cambiándole los vendajes, guiándole en la fisioterapia y asegurando una transición suave a la recuperación en casa.

Además de estas responsabilidades clínicas, la enfermera de cirugía cardiaca desempeña un papel esencial en la educación del paciente y su familia. Les informan sobre la naturaleza de la operación, los cuidados postoperatorios, los signos de complicaciones y las fases de recuperación. Esta educación es vital para que el paciente comprenda, participe activamente en su recuperación y adopte comportamientos que beneficien su salud cardiaca a largo plazo.

Pero más allá de las habilidades técnicas y educativas, es quizás en el aspecto humano donde las enfermeras brillan más. Para muchos, la cirugía cardiaca es una experiencia aterradora y cargada de emociones. La enfermera ofrece consuelo, un oído atento y apoyo psicológico, convirtiéndose a menudo en la mano tranquilizadora que estrechar o el hombro en el que apoyarse.

Así pues, en el ballet preciso y coordinado de la cirugía cardiaca, el enfermero es mucho más que un simple auxiliar: es una piedra angular, que asegura el bienestar del paciente en cada etapa, garantizando que, más allá de la ciencia y la técnica, el elemento humano permanezca siempre en el centro del enfoque terapéutico.

Capítulo 2

ANATOMÍA Y FISIOLOGÍA CARDIACA

Comprender el corazón : estructura y funciones

En el corazón de nuestro sistema circulatorio se encuentra un órgano excepcional, el corazón, cuya mecánica precisa y constante garantiza la distribución de la sangre por todo nuestro cuerpo. Para comprender la complejidad de la cirugía cardiaca, es esencial comenzar con una exploración detallada de este fascinante órgano.

Estructura del núcleo :

El corazón es un músculo hueco dividido en cuatro cavidades: dos aurículas (izquierda y derecha) y dos ventrículos (izquierdo y derecho). Estas cámaras están separadas por tabiques: el tabique auricular entre las aurículas y el tabique ventricular entre los ventrículos.

El flujo sanguíneo a través de estas cámaras está regulado por cuatro válvulas cardiacas:

La válvula mitral: entre la aurícula izquierda y el ventrículo izquierdo.

La válvula tricúspide: entre la aurícula derecha y el ventrículo derecho.

La válvula pulmonar: en la salida del ventrículo derecho hacia la arteria pulmonar.

La válvula aórtica: en la salida del ventrículo izquierdo hacia la aorta.

Funciones del corazón :

Bombeo: El corazón actúa como una bomba, haciendo circular la sangre por todo el cuerpo. El ventrículo izquierdo bombea sangre oxigenada por todo el cuerpo a través de la aorta, mientras que el ventrículo derecho envía sangre desoxigenada a los pulmones a través de la arteria pulmonar.

Oxigenación: La aurícula derecha recibe la sangre desoxigenada de las venas y la dirige al ventrículo derecho. Desde allí, se envía a los pulmones para su oxigenación. Una vez oxigenada, la sangre regresa al corazón, entrando en la aurícula izquierda antes de ser bombeada al ventrículo izquierdo y después al resto del cuerpo.

Ritmicidad: El corazón posee un sistema eléctrico intrínseco que garantiza una contracción regular. El nódulo sinoauricular (NSA), situado en la aurícula derecha, es el marcapasos natural del corazón. Genera impulsos eléctricos que viajan a través de las aurículas, luego al nódulo auriculoventricular (NAV) y finalmente a los ventrículos, desencadenando la contracción muscular.

El corazón y el sistema circulatorio :
El corazón trabaja en estrecha colaboración con los vasos sanguíneos para formar el sistema circulatorio. Este sistema se divide en dos circuitos principales:

Circuito pulmonar: por donde se envía la sangre a los pulmones para su oxigenación.

Circuito sistémico: por donde se transporta la sangre oxigenada a todos los demás órganos y tejidos del cuerpo.

El corazón es una maravilla de la ingeniería biológica, una máquina robusta pero delicada que sostiene la vida en nuestro interior con cada latido. Su compleja estructura y sus funciones vitales requieren un profundo conocimiento para quienes pretenden intervenirlo quirúrgicamente. E incluso para el común de los mortales, una apreciación de este asombroso órgano puede conducir a elecciones de estilo de vida más sanas y a una mejor salud cardiaca.

Patologías cardiacas comunes

Las enfermedades cardiacas son muchas y variadas, y afectan a millones de personas en todo el mundo. Estas enfermedades pueden afectar a la propia estructura del corazón, a su capacidad de bombeo o al sistema eléctrico que controla su ritmo. He aquí una lista de las afecciones cardíacas más comunes:

Enfermedad coronaria (o aterosclerosis) :
Se trata de la causa más común de enfermedad cardiaca. Se debe a la acumulación de placas de ateroma (depósitos de lípidos) en las paredes de las arterias coronarias, lo que reduce el suministro de oxígeno al músculo cardiaco.
Puede provocar angina de pecho o infarto de miocardio (ataque al corazón).

Insuficiencia cardiaca :
Se produce cuando el corazón no bombea la sangre con la eficacia que debería.
Puede ser consecuencia de otras afecciones cardiacas como el infarto de miocardio o la hipertensión.

Cardiomiopatías :
Se trata de enfermedades del propio músculo cardiaco.
Pueden deberse a causas genéticas, infecciones, toxinas o enfermedades metabólicas.

Valvulopatías :
Afecciones que afectan a las válvulas cardiacas, que pueden estar estrechadas (estenosis) o no cerrar correctamente (insuficiencia o regurgitación).

Trastornos del ritmo cardiaco (arritmias) :
Frecuencia o ritmo cardíacos anormales.
Ejemplos: fibrilación auricular, taquicardia ventricular, fibrilación ventricular, bloqueo cardiaco.

Defectos congénitos del corazón :
  Anomalías estructurales del corazón presentes desde el nacimiento, como la tetralogía de Fallot o la comunicación interventricular.
Pericarditis :
  Inflamación de la fina membrana que rodea el corazón, el pericardio.
  Puede estar causado por una infección, un traumatismo u otras afecciones médicas.
Endocarditis :
  Inflamación del revestimiento interno del corazón, a menudo causada por una infección bacteriana.
Cardiopatía hipertensiva :
  Problemas cardíacos causados por la hipertensión, que puede afectar al corazón, a las arterias o a ambos.
Cardiopatía isquémica :
  Causada por una reducción del riego sanguíneo al músculo cardiaco, generalmente debida a la aterosclerosis coronaria.

Estas afecciones, aunque comunes, varían considerablemente en sus síntomas, causas y tratamientos. Numerosas intervenciones médicas, quirúrgicas y de estilo de vida pueden ayudar a controlar, tratar o prevenir estas afecciones. La comprensión y el conocimiento de estas afecciones son esenciales para cualquier persona que trabaje en cardiología o cirugía cardiaca.

Técnicas y equipos de diagnóstico cardiológico

La cardiología, como especialidad médica, se basa en una amplia gama de técnicas y equipos de diagnóstico para evaluar la función cardiaca, identificar las cardiopatías y determinar el mejor enfoque terapéutico. He aquí una visión general de las técnicas y equipos utilizados habitualmente en este campo:

Electrocardiograma (ECG) :
> Mide la actividad eléctrica del corazón.
> Se utiliza para detectar arritmias, infarto de miocardio y otras anomalías.

Ecocardiografía (eco) :
> Utiliza ondas ultrasónicas para producir imágenes del corazón en movimiento.
> Puede evaluar el tamaño, la forma y la función de los ventrículos y las válvulas, y detectar malformaciones cardiacas.

Prueba de esfuerzo :
> El paciente realiza una actividad física (a menudo en una cinta rodante) mientras se monitoriza su actividad cardiaca.
> Se utiliza para detectar enfermedades de las arterias coronarias.

ECG Holter :
> Dispositivo portátil que registra la actividad eléctrica del corazón durante un periodo prolongado (a menudo 24 horas).
> Se utiliza para detectar arritmias intermitentes.

Prueba de resonancia magnética cardiaca (IRM cardiaca) :
> Utiliza campos magnéticos para producir imágenes detalladas del corazón.

Puede detectar cardiomiopatías, tumores cardíacos y otras anomalías.

Tomografía computarizada cardiaca (TC cardiaca) :
Una forma de rayos X que proporciona imágenes transversales detalladas del corazón.
A menudo se utiliza para visualizar las arterias coronarias y detectar depósitos de calcio.

Cateterismo cardíaco (o angiografía coronaria) :
Se introduce un catéter en una arteria y se guía hasta el corazón.
Permite medir las presiones, analizar el flujo sanguíneo e inyectar un tinte para visualizar las arterias coronarias.

Angiografía coronaria :
Forma específica de cateterismo cardíaco en la que se inyecta un tinte para visualizar las arterias coronarias mediante rayos X.

Prueba de esfuerzo nuclear :
Se inyecta una pequeña cantidad d e sustancia radiactiva y, a continuación, el paciente se somete a una prueba de esfuerzo.
Se capturan imágenes para evaluar el flujo sanguíneo al corazón durante el ejercicio.

Prueba de inclinación :
El paciente se coloca en una camilla que cambia de ángulo.
Se utiliza para diagnosticar las causas de los desmayos inexplicables.

Electrofisiología (EP) :
Estudio de los circuitos eléctricos del corazón.
Permite localizar el origen de las arritmias y determinar el mejor tratamiento.

Monitor de eventos cardíacos :
Un dispositivo portátil que puede ser activado por el paciente cuando experimente los síntomas.
Registra la actividad eléctrica durante estos episodios.

Estas herramientas de diagnóstico, a menudo utilizadas de forma combinada, proporcionan a los cardiólogos una visión detallada de la función cardiaca y de las posibles enfermedades. Son esenciales para orientar las decisiones terapéuticas y mejorar los resultados de los pacientes que sufren patologías cardiacas.

Capítulo 3

ANTES DE LA OPERACIÓN EL PAPEL PREOPERATORIO LA ENFERMERA

Evaluación preoperatoria del paciente

La evaluación preoperatoria de un paciente sometido a cirugía cardiaca es una etapa crucial para garantizar el éxito de la operación y minimizar los riesgos. Esta evaluación exhaustiva abarca aspectos clínicos, funcionales, psicológicos y sociales. Su objetivo es identificar los problemas potenciales que podrían influir en el curso de la cirugía y en la recuperación postoperatoria.

Evaluación clínica :

Historial médico: Recopilación del historial médico, cirugía previa, medicación actual y alergias.

Exploración física: Evaluación del estado general, la función cardiaca (auscultación, palpación), la función pulmonar y otros sistemas corporales.

Pruebas diagnósticas :

Electrocardiograma (ECG): Análisis de la actividad eléctrica del corazón.

Ecocardiografía: Evaluación de la función y la estructura cardiacas.

Radiografía de tórax: examen de los pulmones y del tamaño/forma del corazón.

Análisis de sangre: Evaluación de la función renal, función hepática, niveles de electrolitos, hemograma completo y coagulación.

Prueba de esfuerzo: Evaluación de la capacidad cardiaca durante el ejercicio.

Cateterismo cardíaco: Si es necesario, para evaluar el estado de las arterias coronarias y las cavidades cardíacas.

Evaluación funcional :

Evaluación de la capacidad del paciente para realizar las actividades cotidianas.

Identificación de las limitaciones funcionales que pueden requerir rehabilitación postoperatoria.

Evaluación psicosocial :

Evaluación del estado psicológico del paciente y de su capacidad para comprender y seguir las recomendaciones postoperatorias.

Consideración del apoyo familiar o social disponible tras la cirugía.

Evaluación nutricional :

Evaluación del estado nutricional para detectar cualquier carencia.

Consejos y recomendaciones para optimizar la nutrición preoperatoria.

Evaluación de los riesgos anestésicos :

Consulta con el anestesista para evaluar los riesgos específicos asociados a la anestesia.

Discusión de posibles métodos anestésicos y gestión del dolor postoperatorio.

Evaluación de otros sistemas :

Función pulmonar, pruebas renales, evaluación neurológica, si es necesario, en función del historial del paciente y de los riesgos previstos de la cirugía.

Discusión con el paciente y su familia:

Presentación de los riesgos, beneficios y alternativas a la cirugía.

Obtención del consentimiento informado.

Esta exhaustiva evaluación preoperatoria tiene como objetivo ofrecer al paciente las mejores posibilidades de éxito quirúrgico, reduciendo al mismo tiempo las posibles complicaciones. Requiere una estrecha colaboración entre cardiólogos, cirujanos, anestesistas, enfermeras y otros profesionales sanitarios para garantizar una atención óptima al paciente.

Educación del paciente : preparación mental y física

La educación del paciente antes de la cirugía cardiaca es un pilar fundamental del proceso preoperatorio. La cirugía, especialmente en un órgano tan vital como el corazón, puede ser una experiencia abrumadora para muchos pacientes. Las cuestiones emocionales, psicológicas y físicas que conlleva exigen una preparación cuidadosa.

Por un lado, la preparación mental es esencial. Permite al paciente comprender la naturaleza de la operación, sus beneficios, riesgos e implicaciones a largo plazo. Al adquirir estos conocimientos, los pacientes pueden superar gradualmente el miedo, la ansiedad y cualquier otro sentimiento de incertidumbre. Los equipos médicos, mediante sesiones informativas, folletos educativos o testimonios de otros pacientes que hayan tenido una experiencia similar, pueden ayudar mucho a desmitificar la cirugía. También es crucial animar a los pacientes a que hagan preguntas, expresen sus preocupaciones y hablen de sus sentimientos con sus seres queridos o con los profesionales sanitarios.

La preparación física es igual de esencial. Abarca varios aspectos. En primer lugar, implica optimizar la condición física del paciente para favorecer una rápida recuperación postoperatoria. Esto puede implicar ejercicios de resistencia, de fortalecimiento muscular o de respiración, siempre adaptados a la situación individual del paciente. En segundo lugar, es vital concienciar a los pacientes de la importancia de una dieta equilibrada para reforzar el sistema inmunológico y reducir el riesgo de infecciones postoperatorias. Además, pueden organizarse sesiones educativas para enseñar al paciente técnicas de control del dolor, cómo moverse después de la operación y cómo identificar e informar de cualquier complicación.

La educación del paciente es un proceso continuo y bidireccional. Implica una estrecha colaboración entre el paciente, su familia y el equipo médico. Dotando a los pacientes de conocimientos, equipándoles con las herramientas necesarias y animándoles a desempeñar un papel activo en su cuidado, podemos ofrecerles las mejores posibilidades de éxito, tanto mental como físico.

Coordinación con el equipo quirúrgico

La coordinación con el equipo quirúrgico es una de las etapas más cruciales en el tratamiento de un paciente de cirugía cardiaca. Garantiza no sólo el éxito de la operación, sino también la seguridad y el bienestar del paciente. Esta coordinación se asemeja a un ballet médico, en el que cada profesional desempeña un papel clave, orquestado con precisión para garantizar una armonía total durante la operación y en el postoperatorio.

En primer lugar, está el cirujano cardiaco, el maestro de la operación, que establece el plan quirúrgico basándose en el diagnóstico del paciente. Su coordinación con el equipo es esencial para garantizar que cada etapa de la cirugía se desarrolle según lo previsto. También debe colaborar estrechamente con el anestesista, que desempeña un papel crucial para garantizar que el paciente permanezca estable durante la operación. El anestesista debe estar informado de cada etapa de la operación para que pueda adaptar su estrategia anestésica en consecuencia.

Luego están las enfermeras de quirófano. Preparan el campo de operaciones, ayudan al cirujano proporcionándole el instrumental necesario y se aseguran de que el entorno permanezca estéril. Su papel es esencial para el buen desarrollo de la operación y para minimizar el riesgo de infección.

Fuera del quirófano, el equipo de coordinación también desempeña un papel crucial. Éste incluye a las enfermeras clínicas, que preparan al paciente para la cirugía, le instruyen sobre el procedimiento y le atienden tras la operación, así como a los auxiliares médicos, que gestionan las citas, las pruebas y la logística asociada a la estancia del paciente en el hospital.

También es esencial coordinarse con especialistas como cardiólogos, radiólogos y otros profesionales sanitarios que pueden proporcionar información valiosa sobre el estado del paciente y los mejores protocolos de tratamiento a seguir.

Por último, la comunicación con el paciente y su familia es un aspecto igualmente vital de esta coordinación. El equipo quirúrgico debe asegurarse de que el paciente comprende la naturaleza de la operación, los riesgos asociados y las etapas de la recuperación postoperatoria.

En general, la coordinación con el equipo quirúrgico es un proceso complejo que requiere una comunicación abierta, respeto mutuo entre los profesionales y una atención constante al bienestar del paciente. Cada miembro del equipo aporta su propia experiencia y es trabajando juntos, de forma sincronizada, como pueden garantizar el mejor resultado para el paciente.

Capítulo 4

EN EL QUIRÓFANO - JUNTO AL CIRUJANO

Preparación estéril
y puesta a punto de los instrumentos

La preparación estéril y la colocación del instrumental son pasos críticos en la cirugía cardíaca. Garantizan la seguridad del paciente, al prevenir el riesgo de infección, y hacen que la operación se desarrolle sin problemas para el equipo quirúrgico. Aunque estos pasos puedan parecer rutinarios a los profesionales avezados, requieren una concentración extrema y una metodología rigurosa.

La preparación estéril comienza mucho antes de que el paciente entre en el quirófano. Requiere una desinfección meticulosa de la sala, del equipo y, por supuesto, del propio paciente. Cada superficie, cada herramienta, cada par de manos que entre en contacto con el campo operatorio debe esterilizarse. Esto implica una limpieza rigurosa de la sala, el lavado antiséptico de las manos y los antebrazos del personal, el uso de batas quirúrgicas estériles y de paños quirúrgicos para aislar la zona de operaciones.

Colocar los instrumentos también es un arte en sí mismo. Cada instrumento tiene una función específica y su disponibilidad inmediata puede marcar la diferencia entre una operación sin problemas y una situación más complicada. Por lo general, los instrumentos se colocan en bandejas estériles, en una disposición que respete su orden de uso o función. La enfermera de quirófano, o el ayudante quirúrgico, conocen al dedillo estos instrumentos y saben exactamente dónde está cada herramienta, por lo que pueden proporcionársela al cirujano en una fracción de segundo cuando se les solicite.

El proceso de preparación estéril y colocación del instrumental se rige por estrictos protocolos que definen cada etapa. Estos protocolos son el resultado de décadas de experiencia quirúrgica y se han desarrollado para maximizar la seguridad del paciente al tiempo que proporcionan al equipo quirúrgico un entorno de trabajo óptimo.

La esterilidad debe mantenerse durante toda la operación. Esto significa que cada movimiento, cada gesto, debe realizarse con el máximo cuidado. Si se cae un instrumento o el campo estéril se ve comprometido de algún modo, deben tomarse medidas inmediatas para corregir la situación y proteger al paciente.

La preparación estéril y la colocación del instrumental son pasos silenciosos pero absolutamente cruciales en la cirugía. Demuestran la dedicación del equipo quirúrgico a garantizar la seguridad y el bienestar del paciente, al tiempo que se trabaja con la máxima eficacia y precisión.

Monitorización continua del paciente

La monitorización continua del paciente durante y después de la cirugía cardiaca es una parte vital de la atención médica. Su objetivo no es sólo garantizar la seguridad del paciente, sino también detectar a tiempo cualquier complicación o cambio en su estado que pueda requerir una intervención. En el entorno dinámico y a menudo impredecible de la cirugía cardíaca, una monitorización rigurosa es clave para garantizar que los pacientes reciban la mejor atención posible en cada fase de su recuperación.

Durante la intervención quirúrgica, el anestesista desempeña un papel fundamental al controlar constantemente las constantes vitales del paciente. Entre ellas se incluyen la frecuencia cardiaca, la tensión arterial, la saturación de oxígeno y otros parámetros específicos como el nivel de anestesia. Cualquier fluctuación en estos parámetros puede indicar un problema que requiera una intervención inmediata. El anestesista utiliza una serie de equipos, como monitores cardíacos y pulsioxímetros, para controlar el estado del paciente en tiempo real.

Tras la intervención, cuando el paciente es trasladado a cuidados intensivos o a una unidad de cirugía cardiaca, la monitorización continua sigue siendo esencial. Los monitores cardíacos realizan un seguimiento constante de la actividad eléctrica del corazón, mientras que otros dispositivos miden la tensión arterial, la frecuencia respiratoria y la temperatura corporal. Las enfermeras, en primera línea de esta monitorización, observan e interpretan los datos, al tiempo que evalúan periódicamente al paciente para detectar cualquier signo de angustia o complicación.

Pero la monitorización no se limita a las máquinas y las pantallas. También incluye repetidas evaluaciones clínicas para garantizar que el paciente se despierta correctamente de la anestesia, que la función neurológica está intacta, que las heridas quirúrgicas están cicatrizando como se esperaba y que no hay signos de infección. El dolor, el malestar, la confusión u otros síntomas comunicados por el propio paciente son también valiosos indicadores que pueden orientar al equipo médico sobre posibles problemas.

La comunicación entre el equipo médico es vital en este proceso de seguimiento. Enfermeras, médicos, fisioterapeutas y otros especialistas intercambian constantemente información sobre el estado del paciente, asegurándose de que cada profesional esté al corriente de los últimos avances.

La monitorización continua del paciente en cirugía cardiaca es un ballet complejo, en el que la tecnología de vanguardia y las habilidades clínicas se combinan para proporcionar una red de seguridad inestimable. Gracias a esta atención constante y a una vigilancia sin fisuras, las complicaciones pueden detectarse a tiempo y gestionarse de forma proactiva, maximizando las posibilidades de recuperación y éxito de cada paciente.

Asistencia quirúrgica : los momentos clave

La asistencia quirúrgica en cirugía cardiaca es una danza precisa y sincronizada, en la que cada acción, cada decisión, cada gesto cuenta. Esta coordinación entre el cirujano principal y su ayudante es crucial para el éxito de la operación y el bienestar del paciente. He aquí los momentos clave de la asistencia quirúrgica en cirugía cardiaca.

1. Preparación antes de la operación :
Incluso antes de que el paciente entre en el quirófano, el asistente quirúrgico trabaja en estrecha colaboración con el cirujano para preparar la operación. Esto implica revisar el expediente médico del paciente, discutir las técnicas que se van a utilizar y preparar el instrumental y el equipo necesarios.

2. Colocación del paciente :
Una vez que el paciente está dormido, el asistente le ayuda a colocarlo correctamente en la mesa de operaciones. Este paso es crucial para garantizar un acceso óptimo a la zona de operaciones, protegiendo al mismo tiempo al paciente de posibles lesiones o complicaciones.

3. Apertura quirúrgica :
Durante la incisión inicial y el acceso al corazón, el ayudante desempeña un papel crucial reteniendo el tejido,

utilizando retractores para dar al cirujano un campo de visión claro y anticipándose a las necesidades del cirujano para facilitar el acceso.

4. Momentos críticos de la intervención :
Durante las fases delicadas, como la cirugía de bypass o la reparación de válvulas, el asistente está ahí para proporcionar el instrumental necesario, aspirar fluidos o suturar. Cada gesto se coordina, cada acción se anticipa.

5. Cierre :
Una vez finalizado el procedimiento cardiaco principal, el asistente ayuda a cerrar la zona quirúrgica. Esto suele implicar la colocación de suturas, la comprobación de la hemostasia (para asegurarse de que no hay hemorragia) y la aplicación de apósitos.

6. Recuento final de instrumentos :
Para garantizar la seguridad del paciente, el asistente quirúrgico, junto con la enfermera de planta, se asegura de que todos los instrumentos utilizados durante la operación están contabilizados y de que no se ha dejado ningún objeto dentro del paciente.

7. Transferencia y comunicación :
Tras la operación, el asistente quirúrgico desempeña un papel fundamental en el traslado del paciente a la sala de recuperación o a la unidad de cuidados intensivos. También son esenciales para comunicar los detalles de la operación al equipo de cuidados postoperatorios.

Estos momentos clave ponen de relieve el papel indispensable del asistente quirúrgico en cirugía cardiaca. Su capacidad para anticiparse a las necesidades del cirujano, reaccionar rápidamente ante circunstancias imprevistas y trabajar en armonía con todo el equipo quirúrgico es esencial para garantizar el mejor resultado posible para el paciente.

Capítulo 5

DESPUÉS DE LA OPERACIÓN - CUIDADOS POSTOPERATORIOS

Seguimiento postoperatorio inmediato: constantes vitales y posibles complicaciones

El seguimiento postoperatorio inmediato tras una intervención cardiaca es una fase crítica en la que debe prestarse la máxima atención al paciente. Las primeras horas tras una operación de este tipo son esenciales para la rápida detección y tratamiento de cualquier complicación. Se controlan meticulosamente las constantes vitales y los parámetros fisiológicos del paciente, que reflejan el funcionamiento del organismo y del corazón recién operado.

1. Signos vitales :

Frecuencia cardiaca: Se lleva a cabo una monitorización constante para detectar cualquier arritmia o irregularidad en el ritmo cardiaco.

Tensión arterial: La tensión arterial debe ser estable. Una presión arterial alta o baja podría indicar hemorragia o debilidad del músculo cardiaco respectivamente.

Saturación de oxígeno: Un descenso podría indicar un problema en la función pulmonar o cardíaca.

Frecuencia respiratoria: Se vigila, sobre todo si el paciente sigue intubado o muestra signos de dificultad respiratoria.

Temperatura corporal: La fiebre podría indicar una infección, mientras que la hipotermia podría ser el resultado de la circulación extracorpórea utilizada durante la cirugía.

2. Posibles complicaciones a tener en cuenta :

Taponamiento cardiaco: Acumulación de líquido en el pericardio que puede comprimir el corazón.

Hemorragia: La pérdida de sangre es frecuente tras la cirugía cardiaca. La vigilancia de los drenajes y dispositivos de drenaje es esencial.

Tromboembolismo: Pueden formarse coágulos y provocar un derrame cerebral o una embolia pulmonar.

Insuficiencia renal: Los riñones pueden verse afectados por la cirugía o la circulación extracorpórea. Se controlan los niveles de urea y creatinina.

Mal funcionamiento del injerto: Después de un trasplante de corazón, hay que vigilar el funcionamiento del nuevo corazón.

3. Otros parámetros a vigilar :

Dolor: Controlar el dolor de los pacientes es crucial para su recuperación.

Función pulmonar: La auscultación y la medición de la capacidad pulmonar ayudan a detectar cualquier complicación respiratoria.

Signos neurológicos: Se evalúan la consciencia, la capacidad de movimiento, el habla y otros signos neurológicos para detectar posibles daños cerebrales.

4. Comunicación con el paciente :

Es esencial tranquilizar a los pacientes, informarles sobre la operación y responder a cualquier pregunta que puedan tener. Esta comunicación refuerza la confianza del paciente en el equipo médico y facilita su cooperación durante la fase de seguimiento.

La monitorización postoperatoria inmediata es una etapa clave en el tratamiento de los pacientes sometidos a cirugía cardiaca. La rapidez con la que se detecten y traten las posibles complicaciones durante este periodo puede influir enormemente en el resultado y la recuperación del paciente.

Tratamiento del dolor
y la comodidad del paciente

El control del dolor y la comodidad del paciente tras una intervención de cirugía cardiaca son fundamentales para una recuperación óptima. Un dolor mal controlado puede dificultar la cicatrización, aumentar el riesgo de complicaciones postoperatorias y afectar negativamente a la calidad de vida del paciente. He aquí una visión general de este manejo, que combina técnicas médicas, cuidados de enfermería y enfoques complementarios.

1. Evaluación del dolor :
Sobre todo, es crucial evaluar el dolor del paciente con regularidad. Pueden utilizarse escalas de dolor, como la escala analógica visual (EAV) o la escala numérica. La expresión, la postura y el comportamiento del paciente también son indicadores clave.

2. Medicamentos analgésicos :
   Analgésicos no opiáceos: como el paracetamol o los antiinflamatorios no esteroideos (AINE), utilizados para el dolor leve a moderado.

   Opiáceos: como la morfina o el fentanilo, recetados para el dolor moderado a intenso. Requieren una vigilancia cuidadosa debido a sus efectos secundarios.

   Medicamentos coadyuvantes: Como los anticonvulsivos o los antidepresivos, que pueden utilizarse para tratar ciertos dolores neuropáticos.

3. Técnicas no farmacológicas :
   Termoterapia: La aplicación de calor o frío puede aliviar el dolor.

   Masaje: Puede ayudar a relajar los músculos y mejorar la circulación.

   Relajación y respiración profunda: ayudan a reducir la tensión y la ansiedad.

Movilización precoz: Animar al paciente a moverse y caminar puede ayudar a prevenir la rigidez y mejorar la circulación.

4. Comodidad del paciente :

Colocación: Asegure una posición cómoda en la cama y cambie regularmente la posición del paciente para prevenir las úlceras por presión.

Higiene: El cuidado regular de la piel y las mucosas, así como el enjuague bucal, pueden mejorar el confort.

Nutrición: Una dieta adecuada puede ayudar en la convalecencia y aumentar el bienestar.

5. Educación del paciente :

- Es esencial informar a los pacientes sobre la importancia de notificar su dolor, y sobre los medicamentos prescritos y sus posibles efectos secundarios. También hay que informar a los pacientes sobre las técnicas no medicinales que tienen a su disposición.

6. Seguimiento regular :

- El dolor y el confort del paciente deben reevaluarse periódicamente para asegurarse de que las intervenciones son eficaces y para ajustar el plan de cuidados si es necesario.

7. Enfoques complementarios :

- También pueden explorarse técnicas como la acupuntura, la terapia de movimiento y la música, en función de las necesidades y preferencias del paciente.

El tratamiento del dolor y el confort tras una intervención quirúrgica cardiaca es multidimensional y requiere una estrecha colaboración entre el paciente, el equipo sanitario y los familiares. Una gestión eficaz puede acelerar la recuperación, mejorar la satisfacción del paciente y reducir el riesgo de complicaciones.

Educación del paciente
para la recuperación en casa

La educación del paciente para la recuperación en casa tras una intervención cardiaca es crucial para garantizar una recuperación segura y eficaz. Las primeras semanas en casa requieren una atención especial tanto para el paciente como para sus cuidadores. La vuelta a casa es un momento esperado, pero también puede ser fuente de ansiedad. Por ello, es esencial preparar al paciente.

1. Actividades físicas :

Movilización progresiva: Los pacientes deben aumentar gradualmente su nivel de actividad, empezando por breves paseos diarios.

Limitaciones: Evite levantar objetos pesados y realizar actividades extenuantes durante las primeras semanas.

Rehabilitación: Si es necesario, puede recomendarse un programa de rehabilitación cardiaca para fortalecer el corazón y mejorar la resistencia.

2. Cuidado de heridas :

Seguimiento: Examine la herida a diario en busca de signos de infección como enrojecimiento, supuración o descamación de las suturas.

Limpieza: Siga las instrucciones dadas para limpiar la herida y cambiar los apósitos.

3. Medicamentos :

Cumplimiento de las prescripciones: Tome todos los medicamentos según lo prescrito, sin interrupción, a menos que su médico le indique lo contrario.

Efectos secundarios: Sea consciente de cualquier efecto secundario y sepa cuándo acudir al médico.

4. Nutrición :

Dieta equilibrada: Adopte una dieta cardiosaludable, rica en fruta, verdura y cereales integrales y baja en sal y grasas saturadas.

Limitación de líquidos: Según el consejo de su médico, puede que tenga que limitar la ingesta de agua.

5. Señales de advertencia :

- Informe al paciente de cualquier síntoma que requiera atención médica urgente, como dolor torácico, disnea anormal, palpitaciones o edema.

6. Seguimiento médico :

Consultas: Acuda a todas las citas postoperatorias con el cirujano y el cardiólogo.

Revisión: Pueden programarse revisiones periódicas, como análisis de sangre o electrocardiogramas.

7. Bienestar emocional :

Apoyo: Anime a los pacientes a expresar sus sentimientos y preocupaciones. La cirugía cardíaca puede tener un impacto emocional.

Grupos de apoyo: Algunos pacientes se benefician de compartir sus experiencias con otras personas que se han sometido a una operación similar.

8. Otros consejos :

Fumar: Es esencial dejar de fumar para proteger su corazón.

Sueño: Asegúrese de descansar lo suficiente, evitando las siestas prolongadas que pueden interrumpir el sueño nocturno.

9. Implicaciones para los cuidadores :

Los familiares deben estar capacitados para proporcionar los cuidados necesarios y vigilar los síntomas. Desempeñan un papel clave a la hora de proporcionar apoyo emocional y práctico.

La recuperación en casa tras una intervención cardiaca es una etapa importante que requiere preparación, educación y apoyo. Con las herramientas y la información adecuadas, los pacientes pueden esperar un regreso seguro a casa y una reanudación gradual de sus actividades.

Capítulo 6

DESAFÍOS PSICOLÓGICOS Y EMOCIONAL

Comprender el estrés
y la ansiedad del paciente

La jornada médica, sobre todo cuando se trata de operaciones tan importantes como la cirugía cardiaca, está salpicada de momentos de incertidumbre y ansiedad para el paciente. El estrés y la ansiedad, aunque universales hasta cierto punto, pueden variar en intensidad y naturaleza de un individuo a otro. Comprender estos sentimientos es esencial para proporcionar una atención holística.

1. Orígenes del estrés y la ansiedad :

   Miedo a lo desconocido: No saber qué esperar antes, durante y después de la cirugía puede ser una fuente de ansiedad.

   Miedo al dolor: El dolor postoperatorio o incluso el dolor asociado a los exámenes preliminares es una preocupación común.

   Preocupación por los resultados: Temor a que la cirugía no tenga los efectos deseados o provoque complicaciones.

   Implicaciones financieras: El coste del tratamiento, la medicación y los cuidados postoperatorios pueden ser estresantes.

2. Signos fisiológicos :

El estrés y la ansiedad pueden manifestarse con síntomas como :

   Palpitaciones del corazón.

   Un aumento de la presión arterial.

   Trastornos del sueño.

   Dolor de estómago o problemas digestivos.

3. Consecuencias para la recuperación :

Los altos niveles de ansiedad pueden :

   Prolongue el tiempo de curación.

   Afectar a la capacidad del paciente para seguir las recomendaciones médicas.

Exacerbar el dolor sentido.

4. Estrategias de escucha y comunicación :

Haga preguntas: Preguntar regularmente a los pacientes cómo se sienten ayuda a identificar sus preocupaciones.

Tranquilidad: Proporcionar información clara y precisa puede ayudar a desmitificar la cirugía y reducir la ansiedad.

Implicar: implicar a los pacientes en las decisiones relativas a su asistencia significa que desempeñan un papel activo en su cuidado.

5. Técnicas de gestión del estrés :

Técnicas de relajación: La respiración profunda, la meditación o la visualización pueden ayudar a controlar la ansiedad.

Terapia cognitivo-conductual: Este enfoque puede ayudar a identificar y modificar los pensamientos negativos.

Apoyo psicológico: Una consulta con un psicólogo o psiquiatra puede ser beneficiosa.

Grupos de apoyo: Compartir su experiencia con otros pacientes puede proporcionarle un sentimiento de solidaridad.

6. Implicaciones para los familiares :

Es importante reconocer que la ansiedad de un paciente también puede afectar a sus allegados. Apoyarles y educarles sobre cómo se siente el paciente es crucial para un enfoque integrado de la atención.

Reconocer y abordar el estrés y la ansiedad del paciente es un aspecto esencial de los cuidados pre y postoperatorios. Una atención empática y holística no sólo humaniza la jornada médica sino que también puede mejorar los resultados clínicos y la satisfacción del paciente.

Proporcionar apoyo emocional

Proporcionar apoyo emocional a un paciente, especialmente en un contexto médico, es tan vital como la atención fisiológica. El camino hacia la recuperación no está simplemente pavimentado con medicamentos y cirugía, sino que también está profundamente arraigado en la dimensión psicológica del bienestar. El peso de las emociones, ya sea la ansiedad ante un diagnóstico, el miedo a un procedimiento o la angustia causada por el dolor, a menudo puede eclipsar las propias dolencias físicas.

El papel del personal médico, y más ampliamente de las personas que rodean al paciente, es esencial en este proceso de apoyo. Ofrecer un oído atento, estar presente y tranquilizar, puede marcar la diferencia. En este delicado ballet de emociones, el simple hecho de coger la mano de un paciente u ofrecerle palabras de ánimo puede aligerar la carga de sus preocupaciones. Pero este apoyo no consiste sólo en gestos o palabras, sino también en crear un entorno propicio a la serenidad y la confianza.

Las consultas psicológicas, las sesiones de relajación y meditación y la formación del personal en comunicación empática son herramientas valiosas. Los grupos de apoyo, en los que los pacientes comparten sus experiencias, también pueden proporcionar un espacio seguro en el que las emociones no sólo se reconozcan sino que también se valoren.

Pero el apoyo emocional no se detiene en el hospital o la clínica. La familia y los amigos tienen un papel importante que desempeñar. Su presencia, comprensión y paciencia pueden ayudar a los pacientes a sentirse arraigados, apoyados y queridos, creando una red de seguridad a su alrededor.

La dimensión emocional de la atención médica no es simplemente un complemento; está intrínsecamente ligada a la forma en que los pacientes se curan, perciben su enfermedad y encuentran el camino de vuelta a una vida plena y gratificante. Reconocer, valorar y responder a las necesidades emocionales es, por tanto, un paso fundamental en cualquier atención médica integral.

Cuidar de su propia salud mental

Cuidar de nuestra propia salud mental no es sólo un lujo, es una necesidad vital. En un mundo en el que el ritmo de vida, los retos diarios y las exigencias sociales parecen no tener fin, prestar especial atención a nuestro bienestar psicológico es esencial para llevar una vida equilibrada y plena.

Reconocer nuestras propias emociones es el primer paso para hacernos cargo de nuestra salud mental. Cada uno de nosotros, en un momento u otro, puede sentir estrés, ansiedad, tristeza u otras emociones. Estos sentimientos no son un signo de debilidad; son un reflejo de nuestras experiencias, nuestros retos y nuestra humanidad. Aceptarlos, sin juzgarlos, nos ayuda a comprender mejor por lo que estamos pasando y a encontrar soluciones adecuadas.

Los hábitos de vida también desempeñan un papel crucial. Una dieta equilibrada, el ejercicio regular y un sueño de calidad influyen positivamente en nuestro estado de ánimo. El vínculo entre cuerpo y mente es inextricable, y cuidar de uno beneficia invariablemente al otro.

Los momentos de relajación y rejuvenecimiento son esenciales. Ya sea a través de la meditación, la lectura, las artes o simplemente un paseo por la naturaleza, es esencial tomarse tiempo para desconectar, volver a centrarse y recargar nuestras baterías emocionales.

Dialogar y compartir puede ser un salvavidas en los momentos difíciles. Hablar de nuestras preocupaciones con amigos, familiares o profesionales puede ayudar a poner las cosas en perspectiva, encontrar apoyo y desenredar ciertas emociones.

La educación y la concienciación también son clave. Comprender las señales de alarma de los trastornos mentales, saber qué recursos hay disponibles y mantenerse al día de los últimos avances en salud mental puede ayudar a prevenir y gestionar eficazmente los retos psicológicos.

No olvidemos que **pedir ayuda** no es un signo de debilidad, sino de fortaleza. En algunos casos, consultar a un profesional de la salud mental, ya sea un terapeuta, un consejero o un psiquiatra, puede ser la mejor manera de afrontar y superar los obstáculos.

Cuidar de nuestra propia salud mental es un viaje continuo de comprensión, aceptación y proactividad. Es un compromiso con nosotros mismos que nos permite no sólo navegar a través de las tormentas de la vida, sino también saborear plenamente sus momentos de serenidad.

Capítulo 7

TRABAJAR EN EQUIPO EN CIRUGÍA CARDÍACA

Comunicarse eficazmente con cirujanos, anestesistas y otros miembros del equipo

La comunicación es la arteria vital que irriga todo el proceso médico, y adquiere una dimensión especialmente crucial dentro de un equipo quirúrgico. La complejidad y la precisión que requiere la cirugía cardiaca hacen de la comunicación un elemento innegociable para la seguridad y el bienestar del paciente.

Navegar por el dinámico y exigente panorama del quirófano requiere un notable dominio del lenguaje, los gestos y la capacidad de escucha. Comprender los matices de cada especialista, ya sea cirujano o anestesista, es esencial para anticiparse a sus necesidades y actuar en consecuencia. El intercambio de información debe ser claro, conciso y, sobre todo, oportuno. No se trata sólo de transmitir mensajes, sino de comprender las sutilezas que hay detrás de cada solicitud o indicación.

La confianza mutua entre cada miembro del equipo es el cemento de esta comunicación. Cada profesional, consciente de su papel y de su responsabilidad, debe también reconocer y valorar la experiencia de los demás. En esta confianza reside la capacidad de hacer preguntas, pedir aclaraciones o incluso hacer sugerencias.

La sinergia con los anestesistas, por ejemplo, es vital. Sus intervenciones, que van mucho más allá de la simple sedación, requieren una estrecha colaboración para garantizar el confort y la seguridad del paciente. Un diálogo fluido y constante garantiza el mantenimiento de los parámetros vitales, el control del dolor y la identificación y tratamiento inmediatos de cualquier complicación.

Además, la comunicación no se limita a los momentos críticos de la operación. Las reuniones preoperatorias, en las que se discuten los detalles y las estrategias de la operación, son igual de cruciales. Son los momentos en los que se elabora un plan de acción, se identifican los posibles obstáculos y se alinea al equipo en torno a unos objetivos comunes.

Además de las palabras, también es importante estar atento a lo que no se dice, a los gestos, al tono de voz y al ambiente general del quirófano. En un entorno en el que cada segundo cuenta, una simple expresión facial o un gesto pueden transmitir un mensaje vital.

Comunicarse eficazmente con cirujanos, anestesistas y otros miembros del equipo es una delicada danza de respeto, escucha y comprensión. Es esta armonía, esta sinfonía de interacciones, la que garantiza que cada paciente reciba una atención de la máxima calidad.

El papel de la enfermera en reuniones multidisciplinares

El papel de la enfermera en las reuniones multidisciplinares es mucho más que el de una simple participante. Son el puente entre el paciente y el equipo médico, aportando una perspectiva única que abarca tanto las necesidades clínicas como emocionales del paciente. En estas reuniones, en las que varios especialistas se reúnen para debatir los cuidados, la enfermera desempeña varias funciones esenciales.

En primer lugar, las enfermeras suelen ser las primeras en presenciar las reacciones de los pacientes a su tratamiento, ya sean fisiológicas, emocionales o psicosociales. Pueden proporcionar una información inestimable sobre la eficacia de un tratamiento, los posibles efectos secundarios y las preocupaciones y sentimientos del paciente. Esta perspectiva es fundamental, ya que garantiza que las decisiones que se tomen estén centradas en el paciente y tengan en cuenta toda su experiencia.

Es más, gracias a su formación y experiencia en la materia, las enfermeras pueden contribuir activamente al debate clínico. Pueden hacer preguntas, proponer soluciones e incluso, en algunos casos, sugerir alternativas basadas en su propia experiencia o en las opiniones de los pacientes. Esta contribución es aún más valiosa si la enfermera conoce a fondo la realidad cotidiana del paciente.

Las enfermeras también desempeñan un papel de coordinación. Al encontrarse en la encrucijada de muchas interacciones -con el paciente, la familia, los médicos, los terapeutas y otros miembros del equipo asistencial- suelen ser los mejor situados para garantizar una comunicación fluida entre todas las partes interesadas. Pueden aclarar instrucciones, recordar información crucial o simplemente asegurarse de que todo el mundo está en la misma longitud de onda.

Las enfermeras también aportan su experiencia en educación y concienciación. Ya sea explicando una patología, discutiendo las implicaciones de un tratamiento o guiando a un paciente en la preparación preoperatoria, su capacidad para traducir conceptos médicos complejos a términos comprensibles es esencial. En una reunión multidisciplinar, esta habilidad puede ayudar a formular planes de cuidados que no sólo satisfagan las necesidades clínicas, sino que también sean pragmáticos y factibles.

El papel de la enfermera en estas reuniones va más allá de la mera participación. Son una voz vital, un defensor del paciente, un colaborador clave y un eslabón esencial en la cadena asistencial. En la vasta orquesta de la asistencia sanitaria, la enfermera es un músico inestimable, cuya melodía influye y enriquece la sinfonía general.

Gestionar en equipo las situaciones de emergencia

Gestionar situaciones de emergencia en equipo es un ballet cuidadosamente coreografiado, en el que cada miembro desempeña un papel crucial en una sinfonía de acciones interdependientes. En estos momentos de intensidad, cuando cada segundo cuenta, la coordinación fluida, la comunicación clara y la confianza mutua son vitales.

Cuando se produce una situación de emergencia, es imprescindible que el equipo médico pueda adoptar instantáneamente una dinámica de emergencia. Esto significa reunirse rápidamente, evaluar la situación con precisión y tomar decisiones informadas en beneficio del paciente.

El primer paso es la evaluación. Ya se trate de una dificultad respiratoria, una parada cardiaca o una hemorragia súbita, es esencial establecer rápidamente la gravedad de la situación. A menudo es el enfermero, por su proximidad inmediata al paciente, quien da la voz de alarma y comienza las primeras intervenciones, al tiempo que pide ayuda.

En esos momentos, la comunicación debe ser concisa y precisa. Cada miembro del equipo, ya sea médico, enfermero, anestesista u otro profesional sanitario, debe ser capaz de transmitir la información esencial con el menor número de palabras posible, al tiempo que comprende y se anticipa a las necesidades de los demás. Una mirada, un gesto o una simple palabra pueden bastar para transmitir un mensaje vital.

La confianza mutua es el ingrediente secreto que hace funcionar esta compleja maquinaria. Cada profesional sabe que sus colegas han sido formados para estas situaciones y que actuarán con competencia y diligencia. No es sólo una cuestión de confianza en las habilidades técnicas, sino también en la capacidad de cada miembro para mantener la calma, establecer prioridades y colaborar bajo presión.

La coordinación es esencial. En una situación de emergencia, no hay lugar para la duplicación de esfuerzos o las vacilaciones. Cada acción debe orquestarse para evitar la duplicación y garantizar una atención óptima. Esto puede requerir una jerarquía temporal, en la que una persona (a menudo el médico o jefe de equipo más veterano) tome las riendas y dirija las operaciones.

Pero más allá de la acción inmediata, gestionar las situaciones de emergencia en equipo significa también saber apoyarse mutuamente. Las emergencias son duras, tanto física como emocionalmente. Una palabra de ánimo, un gesto de apoyo o incluso una simple mirada pueden marcar una gran diferencia.

Ante una emergencia, el equipo médico se convierte en una entidad unida, en la que cada miembro actúa con determinación y precisión infalibles. Es un testimonio de la resistencia, la formación y la devoción de los profesionales sanitarios que, juntos, se esfuerzan por salvar vidas.

Capítulo 8

TÉCNICAS Y PROCEDIMIENTOS ESPECÍFICOS EN CIRUGÍA CARDÍACA

Cirugía a corazón abierto
y cirugía mínimamente invasiva

La cirugía cardiaca, con sus notables avances tecnológicos y médicos, es un campo en constante evolución. El espectro abarca desde la cirugía a corazón abierto, un procedimiento complejo e invasivo, hasta la cirugía mínimamente invasiva, que promete menos traumatismos y una recuperación más rápida. Comprender estos dos polos de la cirugía cardiaca es esencial para las enfermeras y todos los profesionales sanitarios implicados en el cuidado de los pacientes cardiacos.

Cirugía a corazón abierto
a) Definición y proceso:
La cirugía a corazón abierto es una operación mayor en la que se abre el pecho del paciente para permitir el acceso directo al corazón. Generalmente se realiza bajo circulación extracorpórea, en la que una máquina se encarga de la circulación de la sangre mientras se detiene el corazón para permitir que se lleve a cabo la cirugía.

b) Procedimientos estándar:
Entre los procedimientos habituales se incluyen la cirugía de bypass coronario, la sustitución de válvulas y la reparación de defectos cardíacos congénitos.

c) Papel de la enfermera:
Las enfermeras desempeñan un papel esencial en la preparación del paciente, la monitorización intraoperatoria y los cuidados postoperatorios intensivos. Deben estar altamente cualificadas para gestionar las posibles complicaciones y garantizar una recuperación estable y continua.

Cirugía mínimamente invasiva
a) Definición y proceso:
La cirugía mínimamente invasiva, también conocida como cirugía cardíaca endoscópica, es una técnica más reciente que pretende minimizar el traumatismo utilizando incisiones mucho más pequeñas y evitando a menudo abrir el tórax por completo.

b) Procedimientos estándar:
Se utiliza con frecuencia para procedimientos valvulares y ciertas intervenciones en las arterias coronarias.

c) Papel de la enfermera:
En este contexto, el personal de enfermería debe estar familiarizado con la tecnología y el equipo especializado, y ser capaz de ofrecer los cuidados postoperatorios adecuados para promover una rápida recuperación y minimizar las complicaciones.

Comparación y consideraciones para el futuro
a) Ventajas e inconvenientes:
Cada tipo de cirugía ofrece ventajas y desventajas específicas. La cirugía a corazón abierto, aunque más invasiva, permite un acceso directo y completo, mientras que la cirugía mínimamente invasiva reduce significativamente los traumatismos y la duración de la hospitalización.

b) Elección del procedimiento:
La elección entre estos métodos depende de varios factores, como la naturaleza específica de la patología cardiaca, el estado general del paciente y las capacidades técnicas del equipo quirúrgico.

c) Evolución futurista:

El futuro de la cirugía cardiaca pasa probablemente por el desarrollo continuo de técnicas mínimamente invasivas y robóticas, conservando al mismo tiempo la cirugía a corazón abierto para los casos más complejos.
En este contexto dinámico y en constante evolución, las enfermeras, junto con todo el equipo médico, deben actualizar continuamente sus conocimientos y habilidades, adaptándose y evolucionando con la ciencia y la tecnología de la cirugía cardiaca para ofrecer los mejores cuidados posibles a sus pacientes.

Cateterismo cardíaco
e intervenciones percutáneas

El cateterismo cardíaco y las intervenciones percutáneas forman un mundo aparte en el tratamiento de las cardiopatías. Estos procedimientos, menos invasivos que la cirugía abierta, suelen preferirse por su carácter menos traumático, sus tiempos de recuperación más rápidos y su menor riesgo de complicaciones.

Cateterismo cardíaco
a) Definición y proceso:
El cateterismo cardiaco es un procedimiento de diagnóstico que permite examinar de cerca el funcionamiento del corazón. Se introduce un catéter en una arteria (normalmente en la ingle o el brazo) y se guía hasta el corazón. Una vez colocado, el catéter puede utilizarse para medir la presión en las distintas cavidades del corazón o para inyectar un producto de contraste, lo que permite obtener imágenes detalladas de las arterias coronarias.

Esta técnica suele utilizarse para detectar obstrucciones o estrechamientos de las arterias coronarias, evaluar las válvulas cardiacas o diagnosticar otras afecciones cardiacas.

c) Papel de los cuidadores:
Preparar al paciente tranquilizándole sobre la naturaleza del procedimiento, supervisar el progreso del catéter, anticiparse a las necesidades del cardiólogo y después vigilar el lugar de inserción para detectar cualquier signo de complicación son elementos cruciales del papel de las enfermeras.

Procedimientos percutáneos
a) Definición y proceso:
Los procedimientos percutáneos, como la angioplastia, implican el uso de catéteres y otros instrumentos para tratar directamente los problemas cardíacos sin necesidad de cirugía abierta. En la angioplastia, se infla un globo para abrir una arteria obstruida y, a menudo, se despliega un stent (un pequeño tubo metálico) para mantener la arteria abierta.

b) Solicitudes:
Estos procedimientos se utilizan habitualmente para tratar la isquemia cardiaca, ciertos aneurismas y otras afecciones vasculares. También pueden utilizarse para tratar enfermedades de las válvulas cardiacas sin necesidad de cirugía abierta.

c) Papel de los cuidadores:
La enfermera debe garantizar una preparación adecuada de la paciente, una vigilancia constante durante el procedimiento y cuidados específicos tras el mismo. El tratamiento del dolor, la vigilancia de las constantes vitales y la observación del lugar de inserción para detectar posibles hemorragias son esenciales.

Consideraciones globales

Las ventajas de los procedimientos percutáneos incluyen incisiones más pequeñas, una hospitalización más breve y, en general, una recuperación más rápida. Sin embargo, no están exentos de riesgos y es esencial realizar una evaluación adecuada para determinar el mejor enfoque para cada paciente.

A medida que avanza la tecnología, estas técnicas menos invasivas siguen desarrollándose y mejorando, ofreciendo nuevas opciones de tratamiento para los pacientes cardiacos. Para los enfermeros y otros profesionales sanitarios, mantenerse al día de estos avances y adaptarse a las nuevas técnicas es esencial para garantizar unos cuidados óptimos y seguros a sus pacientes.

TRASPLANTE CARDÍACO: PROCESO Y CUIDADOS POSTOPERATORIOS

El trasplante de corazón, un logro médico impresionante, es a menudo la última opción de tratamiento para los pacientes con insuficiencia cardíaca terminal. El proceso es complejo e implica una atención multidisciplinar, antes, durante y después de la operación. Para el personal de enfermería, un conocimiento profundo del proceso de trasplante y de los requisitos postoperatorios es crucial para garantizar el bienestar y la supervivencia del paciente.

El proceso de trasplante de corazón
a) Evaluación y selección:
Antes de que se considere a un paciente para un trasplante, se lleva a cabo una evaluación exhaustiva para asegurarse de que es apto tanto médica como psicológicamente. Esta evaluación tiene en cuenta la gravedad de la insuficiencia cardiaca, el pronóstico sin el

trasplante y la capacidad del paciente para cumplir el estricto régimen postoperatorio.

b) A la espera de la donación:
Una vez que se aprueba el trasplante de un paciente, se le inscribe en una lista de espera en busca de un donante adecuado. Durante este periodo, el paciente puede necesitar hospitalización para recibir asistencia cardiaca u otras intervenciones para estabilizar su estado.

c) La Operación:
Cuando se encuentra un corazón compatible, se prepara rápidamente al paciente para la intervención quirúrgica. El trasplante en sí es una operación importante en la que se extrae el corazón enfermo y se sustituye por el corazón del donante.

Cuidados postoperatorios
a) Vigilancia intensiva:
Tras el trasplante, el paciente suele ser ingresado en una unidad de cuidados intensivos donde se le vigila de cerca para detectar posibles complicaciones, como el rechazo del nuevo órgano, infecciones o problemas circulatorios.

b) Gestión del alta:
Una de las principales preocupaciones tras un trasplante es el riesgo de rechazo del nuevo órgano por parte del sistema inmunológico del receptor. Para evitarlo, a los pacientes se les administran fármacos inmunosupresores. Las enfermeras desempeñan un papel clave a la hora de educar a los pacientes sobre la importancia de estos fármacos y sus posibles efectos secundarios.

c) Rehabilitación:
El proceso de recuperación suele implicar rehabilitación para ayudar al paciente a recuperar la fuerza y la resistencia. Las enfermeras ayudan a coordinar y

supervisar esta rehabilitación, asegurándose de que el paciente progresa sin sobrecargar el nuevo corazón.

d) Seguimiento a largo plazo:
El seguimiento postrasplante es un compromiso de por vida. Los pacientes deben ver a sus médicos con regularidad y someterse a pruebas para controlar la función del nuevo corazón. Las enfermeras, a menudo el primer punto de contacto de los pacientes entre estas visitas, deben estar atentas a los signos de complicaciones o de incumplimiento del tratamiento.

e) Apoyo emocional:
El trasplante de corazón es una experiencia cargada de emociones. Las enfermeras suelen desempeñar un papel de apoyo, ayudando a los pacientes a controlar la ansiedad, la depresión y los retos psicológicos asociados a un procedimiento de este tipo.

El trasplante de corazón, aunque ofrece una nueva oportunidad de vida, conlleva su propio conjunto de retos. Las enfermeras, en el centro de la atención al paciente de trasplante, necesitan estar equipadas no sólo con conocimientos médicos sino también con habilidades de comunicación, empatía y apoyo para ayudar a sus pacientes en este periodo que les cambia la vida.

Capítulo 9

GESTIÓN COMPLICACIONES ESPECÍFICAS

Arritmias postoperatorias

Las arritmias postoperatorias son ritmos cardíacos irregulares que se producen después de una operación de corazón. Son frecuentes y pueden ir de leves y temporales a graves y potencialmente mortales. Su origen es multifactorial, como consecuencia de un traumatismo quirúrgico, cambios electrolíticos, isquemia o inflamación. Comprender las arritmias es esencial para que los profesionales sanitarios, en particular los enfermeros, garanticen un tratamiento óptimo del paciente.

Tipos de arritmia postoperatoria
a) Fibrilación auricular (FA):
Es la arritmia postoperatoria más frecuente después de una operación de corazón, sobre todo de válvulas cardiacas. La FA puede aumentar el riesgo de ictus y a menudo requiere tratamiento anticoagulante.

b) Aleteo auricular:
Similar a la FA, el aleteo auricular implica una actividad eléctrica rápida pero más organizada en las aurículas. Puede convertirse en FA o viceversa.

c) Bloqueos cardíacos:
Puede tratarse de bloqueos auriculoventriculares de diversos grados. En algunos casos, puede ser necesaria la implantación temporal o permanente de un marcapasos.

d) Taquicardia ventricular (TV):
Menos común que la FA pero potencialmente más peligrosa, la taquicardia ventricular puede degenerar en fibrilación ventricular, una emergencia médica.

Factores de riesgo
Entre los factores que pueden contribuir a las arritmias postoperatorias figuran los desequilibrios electrolíticos (sobre todo de potasio y magnesio), la edad avanzada, la insuficiencia cardiaca preexistente, la hipertensión y la naturaleza y duración de la intervención quirúrgica.

Hacerse cargo
a) Vigilancia:
Un seguimiento estrecho es crucial. Por lo general, se realiza un seguimiento continuo de los pacientes para detectar cualquier irregularidad en una fase temprana.

b) Medicación:
Pueden prescribirse fármacos antiarrítmicos, como la amiodarona. Los anticoagulantes también pueden ser necesarios para prevenir complicaciones tromboembólicas.

c) Cardioversión:
Si una arritmia no se resuelve con medicación, puede realizarse una cardioversión eléctrica (descarga) para restablecer un ritmo normal.

d) Modulación de los factores de riesgo:
Corrija los desequilibrios electrolíticos, controle el dolor para minimizar el estrés y limite la cafeína y otros estimulantes.

El papel de las enfermeras
Las enfermeras desempeñan un papel fundamental en la detección, el manejo y la educación de los pacientes sobre las arritmias postoperatorias. Deben estar formadas para reconocer las arritmias en los monitores, gestionar los fármacos antiarrítmicos y preparar y asistir durante la cardioversión. Además, es esencial educar a los pacientes sobre el reconocimiento de los síntomas de arritmia y la necesidad de una intervención rápida.

Las arritmias postoperatorias son una preocupación importante tras la cirugía cardiaca. Un tratamiento adecuado y proactivo puede minimizar las complicaciones y mejorar los resultados de los pacientes.

Insuficiencia cardíaca posquirúrgico

La insuficiencia cardíaca posquirúrgica es una complicación grave que puede producirse después de una operación de corazón. Se caracteriza por la incapacidad del corazón para bombear suficiente sangre para satisfacer las necesidades del organismo. Esta afección puede ser el resultado de diversos factores, desde una lesión cardiaca directa durante la cirugía hasta complicaciones indirectas. El tratamiento rápido y eficaz de esta afección es esencial para optimizar los resultados de los pacientes.

Causas de la insuficiencia cardiaca posquirúrgica
a) Daño miocárdico directo:
La manipulación o incisión del músculo cardiaco durante la cirugía puede alterar temporalmente la función cardiaca.

b) Isquemia miocárdica:
Un suministro insuficiente de oxígeno al músculo cardiaco, a menudo debido a la oclusión o reducción del flujo sanguíneo en las arterias coronarias, puede provocar insuficiencia cardiaca.
c) Hipertensión postoperatoria:
La hipertensión tras una intervención quirúrgica puede aumentar la carga de trabajo del corazón, provocando o empeorando la insuficiencia cardiaca.

d) Complicaciones valvulares:
Los problemas con las válvulas cardiacas, ya sean preexistentes o resultado de una intervención quirúrgica, pueden provocar insuficiencia cardiaca.

e) Arritmias:
Como ya se ha mencionado, las irregularidades en el ritmo cardiaco pueden alterar la eficacia de bombeo del corazón.

Síntomas y signos
a) Disnea:
Falta de aliento, sobre todo al hacer ejercicio o al tumbarse.

b) Edema:
Hinchazón, generalmente de las piernas, los tobillos o los pies, causada por una acumulación de líquido.

c) Fatiga:
La debilidad o el agotamiento pueden ser consecuencia de un aporte insuficiente de oxígeno a los tejidos.

d) Distensión yugular:
Puede observarse hinchazón de las venas del cuello.

e) Estertores pulmonares:
Pueden oírse crepitaciones al auscultar los pulmones.

Hacerse cargo
a) Medicación:
Pueden recetarse diuréticos para reducir el exceso de líquido, inótropos para reforzar la fuerza de contracción del corazón y otros fármacos para mejorar la función cardiaca.

b) Oxigenoterapia:
La administración de oxígeno suplementario puede ayudar a compensar la falta de oxígeno debida a la mala circulación.

c) Vigilancia:
Un seguimiento estrecho, que incluya ecocardiografía, electrocardiografía y otras pruebas, es esencial para evaluar y ajustar el tratamiento.

d) Procedimientos invasivos:
En casos graves, pueden ser necesarios dispositivos de asistencia ventricular o incluso un trasplante de corazón.

El papel de las enfermeras
Las enfermeras están en primera línea en la detección de signos de insuficiencia cardiaca posquirúrgica. Evalúan periódicamente el estado hemodinámico del paciente, administran la medicación prescrita, controlan los efectos secundarios y las respuestas al tratamiento, y educan a los pacientes y a sus familias sobre los cuidados y el seguimiento a domicilio. Su vigilancia y experiencia son esenciales para optimizar la atención a los pacientes con esta complicación.

La insuficiencia cardiaca posquirúrgica, aunque es una complicación temida, es manejable con el tratamiento adecuado. La detección precoz, una intervención rápida y una estrecha colaboración entre médicos, enfermeras y otros profesionales sanitarios son la clave para un resultado óptimo.

Complicaciones relacionadas con productos sanitarios (marcapasos, derivaciones, válvulas)

Dispositivos médicos como los marcapasos, las derivaciones y las válvulas cardiacas han revolucionado el tratamiento de las enfermedades cardiacas. Estas intervenciones que salvan vidas han mejorado y prolongado la vida de millones de pacientes. Sin embargo, como cualquier intervención médica, no están exentas de posibles complicaciones. Comprender y controlar estas complicaciones es esencial para garantizar la seguridad de los pacientes.

Marcapasos

a) Infección:

Aunque es poco frecuente, la infección del lugar del implante es una complicación grave que puede requerir la retirada del dispositivo y una terapia antibiótica prolongada.

b) Desplazamiento de las sondas:

En ocasiones, los cables del marcapasos pueden moverse de su posición inicial, lo que requiere un reposicionamiento.

c) Baterías descargadas:

Las pilas del marcapasos tienen una vida limitada y deben sustituirse periódicamente.

d) Interferencias:

Otros dispositivos electrónicos o médicos, como desfibriladores o determinadas máquinas médicas, pueden interferir en el funcionamiento del marcapasos.

Injertos de bypass coronario

a) Oclusión del injerto:

Las derivaciones pueden bloquearse con el tiempo, provocando una isquemia o un infarto de miocardio.

b) Hemorragia postoperatoria:

Toda cirugía cardíaca puede provocar hemorragias, que pueden requerir una intervención.

c) Problemas pulmonares:

La neumonía y la acumulación de líquido en los pulmones son posibles complicaciones.

Válvulas cardíacas

a) Trombosis valvular:

Pueden formarse coágulos de sangre en las válvulas artificiales o alrededor de ellas, lo que puede obstruir el flujo sanguíneo o provocar una embolia.

b) Endocarditis:
Las infecciones pueden afectar a las válvulas, sobre todo a las artificiales.

c) Disfunción valvular:
Las válvulas pueden deteriorarse o dejar de funcionar correctamente, provocando fugas (regurgitación) o estrechamientos (estenosis).

d) Hemorragia:
Algunos pacientes con válvulas mecánicas requieren anticoagulación de por vida, lo que aumenta el riesgo de hemorragia.

La tecnología médica en cardiología ha avanzado enormemente, ofreciendo soluciones innovadoras a problemas cardíacos antes intratables. Sin embargo, es vital mantenerse alerta ante posibles complicaciones. La implicación de los profesionales sanitarios, y en particular del personal de enfermería, en la educación, el seguimiento y la gestión de los pacientes equipados con estos dispositivos es esencial para garantizar no sólo la longevidad de estos procedimientos, sino también el bienestar general del paciente.

Capítulo 10

HERRAMIENTAS Y TECNOLOGÍA EN CIRUGÍA CARDÍACA

Monitores cardíacos
y equipos de vigilancia

Los monitores cardíacos y los dispositivos de monitorización son herramientas esenciales en cardiología, ya que permiten observar en tiempo real la actividad eléctrica y hemodinámica del corazón. Se utilizan en diversos entornos, desde la monitorización postoperatoria hasta las unidades de cuidados intensivos y las clínicas ambulatorias.

Monitores cardíacos
a) Electrocardiograma (ECG):
Se trata de una representación gráfica de la actividad eléctrica del corazón. Puede identificar arritmias, signos de isquemia y otras anomalías cardiacas.

b) Monitores Holter:
Estos dispositivos portátiles registran el ECG del paciente durante 24 horas o más. Suelen utilizarse para detectar arritmias intermitentes.

c) Monitores de telemetría:
Utilizados principalmente en hospitales, estos dispositivos inalámbricos permiten controlar a distancia los ECG de los pacientes, normalmente desde una estación central.

Equipos de monitorización hemodinámica
a) Tensiómetros:
Pueden ser no invasivos (manguitos) o invasivos (catéteres arteriales).

b) Pulsioxímetros:
Estos dispositivos miden la saturación de oxígeno en la sangre, normalmente en el dedo, el lóbulo de la oreja o el pie.

c) Ecocardiografía:
Mediante ultrasonidos, este dispositivo puede visualizar las estructuras cardiacas, evaluar la función cardiaca y detectar anomalías.

d) Cateterismo cardíaco y monitores de presión intracardíaca:
Unos catéteres especiales, insertados en el corazón, pueden medir la presión en el interior de las distintas cámaras cardiacas.

Tecnologías emergentes
a) Monitores portátiles y wearables:
Dispositivos como los smartwatches y los parches cardíacos pueden ahora controlar la frecuencia cardíaca y otros parámetros en tiempo real, alertando a los usuarios de cualquier irregularidad.

b) Sistemas de vigilancia a distancia:
Los pacientes pueden ser monitorizados en casa mediante dispositivos que transmiten datos en tiempo real a los profesionales sanitarios.

Importancia de la vigilancia
La monitorización cardiaca es crucial no sólo para detectar anomalías, sino también para orientar el tratamiento. Enfermeras, médicos y otros profesionales sanitarios confían en estos dispositivos para tomar decisiones informadas sobre el tratamiento de los pacientes.
Además, la posibilidad de monitorizar a los pacientes en tiempo real, ya sea en el hospital o en casa, ofrece tranquilidad a los pacientes y a sus familias, al saber que las anomalías pueden detectarse rápidamente.

Los monitores cardíacos y los dispositivos de monitorización están en el centro de la atención cardiológica moderna. A medida que la tecnología sigue evolucionando, estas herramientas son cada vez más sofisticadas, ofreciendo un mejor conocimiento del corazón y facilitando un manejo óptimo del paciente.

El uso de ultrasonidos
y Doppler en el quirófano

Los ultrasonidos y el Doppler se han ganado un lugar importante en el quirófano, principalmente por su capacidad para proporcionar imágenes en tiempo real de las estructuras internas sin utilizar radiación. Estas técnicas han revolucionado la gestión intraoperatoria, proporcionando a cirujanos y anestesistas una mejor comprensión de la anatomía y fisiología del paciente.

Ultrasonidos en el quirófano
a) Orientación para los procedimientos:
Los ultrasonidos se utilizan a menudo para guiar procedimientos como la inserción de catéteres venosos centrales, la realización de punciones o biopsias, o la localización precisa de masas o fluidos.

b) Evaluación cardiaca:
La ecocardiografía transesofágica (ETE) se utiliza habitualmente durante la cirugía cardiaca para evaluar la función cardiaca, la presencia de aire en las cavidades cardiacas o para visualizar las válvulas.

c) Evaluación pulmonar:
La ecografía pulmonar puede ayudar a detectar anomalías como neumotórax, derrames pleurales o consolidación pulmonar.

Doppler en el quirófano
a) Evaluación del flujo sanguíneo:

El Doppler, que mide el movimiento de los glóbulos rojos, puede utilizarse para evaluar el flujo sanguíneo en los vasos. Esto puede ser crucial durante la cirugía vascular o para comprobar la viabilidad de un órgano trasplantado.

b) Detección de estenosis u obstrucciones:
Al medir la velocidad del flujo sanguíneo, el Doppler puede ayudar a localizar y cuantificar estrechamientos en arterias o venas.

c) Monitorización de la perfusión cerebral:
El Doppler transcraneal se utiliza durante ciertas cirugías para garantizar que el cerebro está correctamente perfundido.

Ventajas de los ultrasonidos y el Doppler
a) No invasivo:
Estas técnicas no requieren un procedimiento invasivo, por lo que reducen los riesgos asociados.

b) Sin baja en el registro:
A diferencia de las radiografías o los TAC, los ultrasonidos y el Doppler no utilizan radiación, lo que es especialmente importante para las intervenciones quirúrgicas prolongadas.

c) Imágenes en tiempo real:
Los cirujanos y anestesistas pueden tomar decisiones basadas en la información actual y no en imágenes preoperatorias que quizá ya no sean representativas de la situación.

La integración de los ultrasonidos y el Doppler en el quirófano ha mejorado sin duda la seguridad y la eficacia de los procedimientos quirúrgicos. Estas herramientas ofrecen una ventana directa a la anatomía y fisiología del paciente, lo que permite un mejor manejo y reduce potencialmente las complicaciones. Como ocurre con cualquier tecnología, su uso requiere formación y experiencia, pero los beneficios que aportan las convierten en herramientas inestimables para el equipo quirúrgico.

Innovaciones recientes y su impacto en la práctica enfermera

El mundo de la medicina ha sido testigo de numerosas innovaciones en los últimos años. Estos avances, ya sea en nuevas tecnologías o metodologías, tienen un profundo impacto en la práctica de la enfermería, transformando la forma en que se prestan los cuidados y mejorando la calidad de la atención a los pacientes. Exploremos estas innovaciones y su impacto en la profesión enfermera.

Telemedicina y teleasistencia
Con el desarrollo de las tecnologías de la comunicación, la telemedicina se ha convertido en una realidad. Para las enfermeras :
a) **Monitorización remota: Los** dispositivos portátiles permiten la monitorización continua de diversos parámetros fisiológicos, con alertas transmitidas en tiempo real a los cuidadores.
b) **Consultas virtuales:** ahora las enfermeras pueden consultar a los pacientes a distancia, lo que resulta especialmente útil para poblaciones remotas o con movilidad reducida.

Inteligencia artificial (IA) y análisis de datos
a) **Ayuda al diagnóstico: Los** algoritmos sofisticados pueden ayudar a identificar anomalías en los datos del paciente, proporcionando una valiosa ayuda en el proceso de diagnóstico.
b) **Gestión de casos:** los sistemas de IA pueden automatizar ciertas tareas administrativas, liberando tiempo para la atención directa al paciente.

Robótica y automatización

a) Robots de asistencia: En algunos hospitales, los robots asisten a las enfermeras en el transporte de medicamentos o equipos, o incluso en tareas como la desinfección.

b) Cirugía asistida por robot: Aunque generalmente la manejan los cirujanos, esta tecnología requiere que las enfermeras estén formadas en las particularidades de la asistencia robótica, sobre todo en lo que respecta a la preparación y el mantenimiento.

Formación y realidad virtual

a) Simulaciones: Los enfermeros pueden practicar procedimientos complejos en un entorno virtual antes de realizarlos en pacientes reales.

b) Supervisión de las aptitudes: los sistemas de realidad virtual pueden evaluar las aptitudes de las enfermeras en tiempo real, lo que permite una mejora continua.

Innovaciones en medicamentos y tratamientos

Los avances en genómica y farmacología personalizada permiten adaptar los tratamientos al individuo. Las enfermeras desempeñan un papel esencial en el seguimiento de las respuestas de los pacientes y la gestión de los efectos secundarios.

Impacto en la práctica enfermera

a) Requisitos de formación: La necesidad de formación continua para mantenerse al día con las últimas tecnologías.

b) Mejorar la calidad de la asistencia: las innovaciones pueden permitir que los problemas se detecten en una fase temprana y que la intervención sea más eficaz.

c) Nuevos retos éticos: la tecnología plantea cuestiones sobre la privacidad del paciente, la seguridad de los datos y el acceso equitativo a la atención sanitaria.

Las innovaciones en medicina y tecnología han transformado profundamente la profesión enfermera. Aunque estos avances ofrecen muchas oportunidades para mejorar los cuidados a los pacientes, también exigen que las enfermeras se adapten continuamente, aprendan nuevas habilidades y se enfrenten a nuevos retos. Sin embargo, en el centro de estos cambios, la esencia de la profesión enfermera -la compasión, la empatía y el compromiso con el bienestar de los pacientes- permanece inquebrantable.

Capítulo 11

SEGURIDAD DEL PACIENTE Y PREVENCIÓN DE INFECCIONES

Infecciones relacionadas con la asistencia sanitaria y su prevención

Las infecciones relacionadas con la atención sanitaria (HAI, por sus siglas en inglés) son una de las principales preocupaciones en los establecimientos sanitarios. Se producen cuando un paciente se infecta durante la prestación de atención médica. Las IRAS pueden tener graves consecuencias, desde una hospitalización prolongada hasta secuelas permanentes e incluso la muerte. Comprender sus orígenes y mecanismos es esencial para poner en marcha medidas preventivas eficaces.

Orígenes de las NIC
Las infecciones pueden estar causadas por diversos microorganismos, como bacterias, virus y hongos. En un entorno médico :
a) Flora endógena: Los pacientes son portadores naturales de microorganismos que, en determinadas circunstancias, pueden llegar a ser patógenos.
b) Transmisión cruzada: Los cuidadores pueden transmitir involuntariamente microorganismos de un paciente a otro.
c) Entorno hospitalario: Las superficies, el aire y el agua pueden contaminarse y convertirse en fuentes de infección.

Tipos comunes de NIC
a) Infecciones del sitio quirúrgico: Se producen después de una intervención quirúrgica.
b) Infecciones asociadas a catéteres**:** En particular, infecciones del sitio de inserción o del torrente sanguíneo asociadas a catéteres venosos centrales.
c) Neumonía asociada a la ventilación: En pacientes sometidos a ventilación mecánica.
d) Infecciones urinarias asociadas al sondaje vesical.

Prevención de las IRAS

a) Higiene de las manos: Lavarse las manos a fondo y con regularidad es la forma más eficaz de prevenir la transmisión.

b) Llevar equipo de protección personal: Guantes, mascarillas, batas y gafas pueden proteger tanto al cuidador como al paciente.

c) Técnicas asépticas: Al realizar procedimientos invasivos, para garantizar un entorno estéril.

d) Limpieza y desinfección: Limpieza regular de superficies y equipos médicos.

e) Formación y concienciación: Informe y forme regularmente al personal médico en buenas prácticas.

f) Vigilancia y auditoría: Identificar rápidamente los brotes de infección y tomar medidas.

g) Vacunación: Proteger a los pacientes y al personal contra determinadas infecciones.

h) Precauciones de aislamiento : Para pacientes infectados o colonizados por microorganismos resistentes o altamente transmisibles.

Las infecciones relacionadas con la asistencia sanitaria son un importante problema de salud pública y de seguridad de los pacientes. La prevención se basa en una combinación de medidas simples y complejas que implican a todo el personal médico. Mediante una vigilancia constante, una formación continua y una cultura de la seguridad, es posible reducir significativamente el riesgo de IRAS y garantizar una mejor calidad de la atención a todos los pacientes.

Protocolos de asepsia y esterilización en cirugía cardíaca

La asepsia y la esterilización en cirugía cardiaca son cruciales para prevenir las infecciones postoperatorias. Un protocolo riguroso es esencial para garantizar la seguridad del paciente. La integridad de estos protocolos garantiza una cirugía sin contaminación.

Protocolo de asepsia

a) Lavado de manos: El primer paso es un lavado de manos minucioso, de 2 a 6 minutos de duración, utilizando una técnica quirúrgica con un cepillo especial y un antiséptico adecuado.

b) Uso de prendas estériles: Las prendas quirúrgicas, que comprenden bata, mascarilla, gorro y guantes estériles, son esenciales. Se recomienda el uso de doble guante en los procedimientos de alto riesgo.

c) Preparación del paciente : La zona quirúrgica se rasura (si es necesario) y luego se limpia con una solución antiséptica, a menudo a base de yodo o clorhexidina.

d) Uso de paños estériles: Se colocan alrededor de la zona de operaciones para crear un espacio estéril.

e) Manipulación aséptica: Cualquier material o instrumento que entre en el campo estéril debe manipularse asépticamente.

Protocolo de esterilización

a) Limpieza previa: Antes de la esterilización, los instrumentos deben limpiarse a fondo. Los instrumentos se empapan y se cepillan para eliminar cualquier residuo.

b) Autoclave: El instrumental quirúrgico se introduce en un autoclave que utiliza vapor a presión para matar los microorganismos.

c) Gas de óxido de etileno: Para instrumentos que no pueden esterilizarse en autoclave, como ciertos componentes electrónicos o de plástico.

d) Control de esterilidad: Tras la esterilización, se lleva a cabo un control, generalmente mediante indicadores químicos o biológicos, para garantizar que el proceso ha sido eficaz.

e) Almacenamiento: El instrumental esterilizado debe almacenarse en un lugar limpio, seco y sin polvo.

f) Manipulación posterior a la esterilización: Los instrumentos esterilizados se manipulan con cuidado para evitar su contaminación antes de utilizarlos.

Particularidades de la cirugía cardíaca

En cirugía cardiaca, ciertos equipos, como las cánulas, los circuitos de asistencia circulatoria o los marcapasos, requieren una atención especial en lo que se refiere a la esterilización. Es más, dada la complejidad de ciertos procedimientos, el equipo quirúrgico debe asegurarse de que cada miembro esté bien informado y formado en los protocolos de asepsia y esterilización.

El cumplimiento escrupuloso de los protocolos de asepsia y esterilización en cirugía cardiaca es vital. El más mínimo fallo puede acarrear graves complicaciones para el paciente. Cada miembro del equipo quirúrgico tiene un papel decisivo a la hora de garantizar la seguridad y el éxito de la operación.

Gestión de situaciones contaminación o errores médicos

La gestión de situaciones de contaminación o errores médicos es un reto importante para los centros sanitarios. Aunque son poco frecuentes, estos sucesos pueden tener consecuencias dramáticas para los pacientes y provocar una pérdida de confianza en el sistema sanitario. Un enfoque sistemático, transparente y atento es esencial para gestionar estas situaciones.

Reconocimiento y evaluación

a) Identificación rápida: Tan pronto como se sospeche o se identifique una contaminación o un error, es crucial informar al equipo médico afectado.

b) Evaluación clínica del paciente : El paciente debe ser evaluado inmediatamente para determinar la gravedad de la situación y las intervenciones necesarias.

Comunicación

a) Informar al paciente: Es imperativo informar al paciente o a su familia de forma transparente, honesta y empática, explicando lo que ha sucedido, las implicaciones y los pasos siguientes.

b) Notificación interna : Los errores médicos y la contaminación deben notificarse utilizando los sistemas internos del centro para garantizar la trazabilidad y el análisis posterior.

Intervención médica

a) Tratamiento inmediato: Dependiendo de la naturaleza del error o de la contaminación, pueden ser necesarias intervenciones médicas para estabilizar al paciente o prevenir complicaciones.

b) Seguimiento: Los pacientes deben recibir un seguimiento regular para detectar y gestionar cualquier secuela.

Análisis del acontecimiento

a) Reunión de análisis: Se organiza una reunión de equipo para comprender la cadena de acontecimientos que condujeron al error o a la contaminación.

b) Enfoque sistémico: Los errores suelen ser el resultado de una serie de fallos sistémicos y no culpa de un individuo. Es esencial adoptar un enfoque sistémico para identificar las causas profundas.

Medidas correctoras

a) Mejoras de procedimiento: Basándose en el análisis del suceso, puede ser necesario introducir cambios en los protocolos y procedimientos para evitar que el error se repita.

b) Formación: Los equipos pueden necesitar formación adicional para evitar errores similares en el futuro.

Apoyo psicológico

a) Para el paciente : Experimentar un error médico o una contaminación puede ser traumático. Debe ofrecerse apoyo psicológico a los pacientes y a sus familias.

b) Para el equipo médico: Los cuidadores implicados pueden sentirse culpables, estresados o ansiosos. También necesitan apoyo psicológico y un espacio para discutir la situación.

La gestión de situaciones de contaminación o errores médicos requiere una respuesta multidimensional, centrada en el paciente pero también atenta al bienestar del equipo médico. La transparencia, la empatía y el compromiso de mejora continua de los sistemas sanitarios son esenciales para restablecer la confianza y garantizar la seguridad de los pacientes en el futuro.

Capítulo 12

FARMACOLOGÍA EN CIRUGÍA CARDÍACA

Medicamentos cardiotrópicos y su administración

Los fármacos cardiotrópicos son una clase esencial de medicamentos en cardiología. Actúan específicamente sobre el corazón y los vasos sanguíneos para tratar diversas afecciones cardiacas, mejorando la calidad de vida de los pacientes y, en muchos casos, aumentando su esperanza de vida.
Introducción a los fármacos cardiotrópicos

Los medicamentos cardiotrópicos están diseñados esencialmente para influir en la función cardiaca. Ya se utilicen para regular la frecuencia cardiaca, aumentar o disminuir la fuerza de contracción o influir en la tensión arterial, estos fármacos desempeñan un papel fundamental en el tratamiento de las enfermedades cardiacas.

Categorización de los medicamentos cardiotrópicos
Inotrópicos: Estos fármacos influyen en la fuerza de contracción del músculo cardiaco.
Ejemplos: digoxina, dobutamina.
Cronotrópicos: Actúan sobre el ritmo cardíaco.
Ejemplos: atropina (positivo), propranolol (negativo).
Dromotropos: Estos fármacos afectan a la velocidad de conducción eléctrica en el corazón.
Ejemplos: betabloqueantes, verapamilo.
Vasodilatadores: Dilatan los vasos sanguíneos, reduciendo la resistencia periférica y la presión arterial.
Ejemplos: nitratos, diltiazem.
Diuréticos: Aumentan la producción de orina, ayudando a reducir la carga de trabajo del corazón al reducir el volumen de sangre.
Ejemplos: furosemida, hidroclorotiazida.

Administración y supervisión

La administración de fármacos cardiotrópicos requiere una atención especial y un seguimiento regular debido a su impacto directo en la función cardiaca.

Dosis: Es crucial administrar la dosis correcta, ya que una dosis insuficiente puede ser ineficaz, mientras que una sobredosis puede causar efectos secundarios graves.

Vías de administración: Algunos fármacos se administran por vía oral, otros por vía intravenosa y otros por métodos más especializados. La vía de administración se elige en función del estado del paciente y de la rapidez de acción requerida.

Control: Deben controlarse regularmente los signos vitales, en particular la tensión arterial, la frecuencia cardiaca y la frecuencia respiratoria. También pueden ser necesarios análisis de sangre para controlar los niveles del fármaco o detectar posibles efectos secundarios.

Interacciones medicamentosas: Muchos fármacos cardiotrópicos pueden interactuar con otros medicamentos, lo que requiere una gestión y un seguimiento cuidadosos de la prescripción.

Los fármacos cardiotrópicos son herramientas indispensables en el tratamiento de las cardiopatías. Sin embargo, su eficacia depende de una administración adecuada, un seguimiento riguroso y un conocimiento profundo de su mecanismo de acción y sus posibles interacciones.

Interacción y seguimiento efectos secundarios

La interacción entre fármacos y el control de los efectos secundarios son factores clave en la gestión de los pacientes sometidos a tratamiento cardiotrópico y, en general, a cualquier tratamiento médico. La capacidad de anticipar, identificar y gestionar estos factores no sólo puede optimizar la eficacia del tratamiento, sino también prevenir complicaciones potencialmente graves.

Interacciones medicamentosas
Las interacciones farmacológicas se producen cuando el efecto de un fármaco se ve alterado por la toma de otro fármaco, alimento, bebida o sustancia. Pueden potenciar o disminuir el efecto terapéutico, o dar lugar a nuevos efectos indeseables.

Tipos de interacciones :
Sinérgico: Dos fármacos actúan juntos para producir un efecto más fuerte o adicional.
Antagonistas: Un fármaco reduce la eficacia del otro.
Cambios metabólicos: Algunos medicamentos pueden influir en la forma en que otros medicamentos se metabolizan en el organismo.
Prevención :
Es vital conocer todos los medicamentos y complementos alimenticios que toma el paciente.
Las bases de datos de medicamentos y las modernas herramientas informáticas pueden ayudar a identificar posibles interacciones.
Gestión :
Si se identifica una interacción, puede ser necesario ajustar la dosis o cambiar el medicamento.
A menudo se requiere una estrecha vigilancia clínica para garantizar que el paciente permanezca estable.

Seguimiento de los efectos secundarios

Todos los medicamentos tienen el potencial de causar efectos secundarios, algunos menores, otros más graves.

Identificación :

La comunicación abierta con el paciente es esencial. Se les debe animar a que informen de cualquier síntoma inusual.

Para ciertos medicamentos pueden ser necesarios chequeos regulares, sobre todo análisis de sangre, con el fin de identificar anomalías antes de que se conviertan en un problema.

Gestión :

Si se identifica un efecto secundario, es necesario evaluar su gravedad. En algunos casos, bastará con un simple seguimiento; en otros, puede ser necesario ajustar el tratamiento u hospitalizar al paciente.

La educación de los pacientes es esencial. Deben ser informados de los posibles efectos secundarios de su medicación y de qué hacer si se producen.

Las interacciones entre fármacos y los efectos secundarios pueden plantear retos a la gestión médica, pero con una supervisión adecuada, una comunicación eficaz y una sólida educación del paciente, estos retos pueden superarse, garantizando la mejor atención posible al paciente.

Anticoagulantes y antitrombóticos: gestión y seguimiento

Los anticoagulantes y los antitrombóticos son medicamentos esenciales para prevenir y tratar la formación de coágulos sanguíneos en los vasos sanguíneos o el corazón. Su uso requiere una atención especial y un seguimiento riguroso, ya que una anticoagulación excesiva o insuficiente puede provocar complicaciones graves.

Anticoagulantes y antitrombóticos: una visión general

Objetivo: El objetivo de estos fármacos es reducir el riesgo de formación de trombos (coágulos sanguíneos), que pueden provocar infartos, infartos de miocardio o embolias.

Agentes principales :

Anticoagulantes : Heparina, Warfarina, Dabigatrán, Rivaroxabán.

Agentes antiplaquetarios (subclase de antitrombóticos) : Aspirina, Clopidogrel, Prasugrel.

Manejo de anticoagulantes y antitrombóticos

Determinación de la dosis: La dosis debe ajustarse en función del estado del paciente, la patología a tratar y otros factores como el peso y la edad.

Duración del tratamiento: Algunos pacientes necesitarán tratamiento de por vida, mientras que otros sólo lo necesitarán durante un periodo limitado.

Control regular: En el caso de los pacientes que toman warfarina, por ejemplo, debe comprobarse regularmente el tiempo de protrombina (INR) para asegurarse de que el nivel de anticoagulación es el adecuado.

Seguimiento de los efectos secundarios

Hemorragias: Éste es el efecto secundario más frecuente. Debe informarse a los pacientes de los signos a los que deben estar atentos, como hematomas inusuales, sangre en la orina o en las heces, o hemorragias prolongadas tras una lesión.

Interacciones medicamentosas: Muchos fármacos pueden interactuar con los anticoagulantes, aumentando o disminuyendo su eficacia. Es esencial mantener al día todos los tratamientos asociados.

Otros efectos secundarios: Algunos pacientes pueden experimentar reacciones alérgicas, problemas hepáticos u otros síntomas. Es esencial que informe a su médico de cualquier síntoma inusual.

Educación del paciente

Signos de hemorragia: Es esencial informar a los pacientes de los riesgos de hemorragia y de los signos a los que deben estar atentos.

Control regular: Los pacientes deben comprender la importancia de los controles regulares, como los análisis de sangre para controlar la eficacia y la seguridad del tratamiento.

Estilo de vida: puede ser necesario dar recomendaciones sobre la dieta, la actividad física y otros aspectos del estilo de vida para minimizar los riesgos.

La gestión y el seguimiento de los anticoagulantes y los antitrombóticos son cruciales para optimizar sus beneficios al tiempo que se minimizan los riesgos asociados. La comunicación transparente entre el profesional sanitario y el paciente, junto con una educación adecuada, son las claves del éxito de la terapia.

Capítulo 13

TRATAMIENTO DEL DOLOR EN CIRUGÍA CARDÍACA

Evaluación y escalas del dolor

Evaluar el dolor es un paso fundamental en el tratamiento clínico de cualquier paciente. El dolor, a menudo denominado el "quinto signo vital", es subjetivo y único en cada individuo. Sin embargo, cuantificarlo es esencial para personalizar y ajustar el tratamiento. Se han desarrollado numerosas escalas para evaluar esta experiencia sensorial y emocional de la forma más objetiva posible.

La importancia de la evaluación del dolor
La evaluación del dolor permite :
> Comprender la intensidad y la naturaleza del dolor que experimenta el paciente.
> Adaptar y orientar el plan terapéutico.
> Supervise la evolución del dolor y la eficacia de las intervenciones.

Escalas de evaluación del dolor
> **Escala visual analógica (EVA): Se trata de una** regla de 10 cm sin números, que va desde "ningún dolor" hasta "dolor insoportable". Los pacientes marcan la intensidad de su dolor en la escala.

> **Escala numérica (EN): Se** pide a los pacientes que cuantifiquen su dolor en una escala que va de 0 (ausencia de dolor) a 10 (máximo dolor imaginable).

> **Escala verbal simple (EVS):** El paciente describe su nivel de dolor utilizando términos predefinidos como "ninguno", "leve", "moderado" o "intenso".

> **Escala de dolor para niños :** Los niños pueden tener dificultades para utilizar las escalas tradicionales. La escala de caras (como la escala de Wong-Baker) permite a los niños seleccionar una cara correspondiente a su nivel de dolor.

> **Escalas para personas no comunicativas:** Para los pacientes que no pueden expresarse (recién nacidos, ciertos pacientes ancianos, pacientes con afecciones neurológicas, etc.), se han desarrollado

otras escalas. Estas escalas, como la escala FLACC (Cara, Piernas, Actividad, Llanto, Consolabilidad), evalúan el dolor observando el comportamiento y las reacciones del paciente.

Otras consideraciones sobre la evaluación

Naturaleza y localización: Es esencial conocer el tipo de dolor (sordo, punzante, urente, etc.) y su localización para orientar el diagnóstico y el tratamiento.

Factores desencadenantes o agravantes: Comprender qué aumenta o disminuye el dolor puede ayudar a ajustar el tratamiento.

Impacto en la vida diaria: ¿Cómo afecta el dolor al sueño, el apetito, el estado de ánimo o la capacidad para realizar las actividades cotidianas?

La evaluación del dolor es un elemento fundamental en el tratamiento integral del paciente. Utilizando escalas adecuadas y aprendiendo más sobre la experiencia del dolor del paciente, los cuidadores pueden personalizar las intervenciones y maximizar el confort y el bienestar del paciente.

Técnicas farmacológicas y no farmacológicos

El tratamiento del dolor, ya sea agudo o crónico, se basa en una amplia gama de métodos, tanto farmacológicos como no farmacológicos. Estos métodos pueden utilizarse solos o combinados para proporcionar un tratamiento óptimo del dolor adaptado a cada paciente.

Técnicas farmacológicas

Analgésicos no opiáceos: Estos fármacos, como el paracetamol y los antiinflamatorios no esteroideos

(AINE), se utilizan para tratar el dolor de leve a moderado.

Opiáceos: Utilizados para tratar el dolor de moderado a intenso, estos fármacos incluyen la morfina, la codeína y la oxicodona, entre otros.

Anestésicos locales: Bloquean temporalmente la sensibilidad en una parte concreta del cuerpo. Algunos ejemplos son la lidocaína y la bupivacaína.

Coanalgésicos o coadyuvantes: Se trata de fármacos que no están diseñados principalmente como analgésicos pero que tienen propiedades analgésicas en determinadas condiciones. Entre ellos se encuentran ciertos anticonvulsivos, antidepresivos y relajantes musculares.

Corticosteroides: Pueden utilizarse para reducir la inflamación y el dolor, sobre todo en casos de inflamación articular o nerviosa.

Técnicas no farmacológicas

Fisioterapia: Modalidades como el calor, el frío, el masaje, la terapia de ultrasonidos y la estimulación nerviosa eléctrica transcutánea (TENS) pueden ayudar a aliviar el dolor.

Ejercicio: Los movimientos adecuados y específicos pueden reducir el dolor, mejorar la movilidad y fortalecer los músculos.

Acupuntura: Esta antigua técnica china utiliza finas agujas que se insertan en puntos específicos para equilibrar los flujos de energía y reducir el dolor.

Biorretroalimentación: Se trata de una técnica en la que el paciente aprende a controlar determinadas funciones fisiológicas para mejorar el dolor.

Terapia cognitivo-conductual (TCC): Este enfoque terapéutico ayuda a los pacientes a reconocer y cambiar los patrones de pensamiento negativos asociados a su dolor.

Meditación y relajación: Estas técnicas ayudan a reducir el estrés y la tensión, que pueden exacerbar el dolor.

Técnicas de distracción: Concentrarse en una actividad o pensamiento positivo puede desviar la atención del dolor.

Terapia táctil: Al igual que el masaje o la reflexología, puede relajar y aliviar la tensión.

El tratamiento del dolor es un aspecto esencial de la atención al paciente. Combinando técnicas farmacológicas y no farmacológicas, los profesionales sanitarios pueden ofrecer un enfoque más holístico e individualizado del tratamiento del dolor, teniendo en cuenta tanto el bienestar físico como emocional del paciente.

Dolor posquirúrgico crónico: reconocimiento y tratamiento

El dolor posquirúrgico crónico es un problema que afecta a una proporción significativa de pacientes tras una intervención quirúrgica. Su persistencia más allá del periodo de recuperación previsto representa un reto tanto para el paciente como para el equipo sanitario. Reconocer y tratar este dolor es crucial para el bienestar y la recuperación del paciente.

Reconocimiento del dolor posquirúrgico crónico

1. Definición: El dolor posquirúrgico crónico es un dolor que persiste durante más de tres meses después de la intervención quirúrgica, sin otra causa aparente.

2. Signos y síntomas: Puede manifestarse como dolor continuo o intermitente, hipersensibilidad de la zona operada, dolor exacerbado al tacto o alteración de las funciones normales.

3. Evaluación: La evaluación periódica del dolor mediante escalas y cuestionarios estandarizados ayuda a identificar y cuantificar el dolor.

Factores de riesgo

1. Tipo de cirugía: Algunas intervenciones, como la cirugía torácica, tienen más probabilidades de provocar dolor postoperatorio crónico.

2. Antecedentes de dolor: Los pacientes que han sufrido dolor crónico antes de la operación o que han experimentado un dolor agudo intenso después de la operación corren un mayor riesgo.

3. Factores psicológicos: La ansiedad, la depresión o una baja capacidad de recuperación ante el dolor pueden aumentar el riesgo de padecer dolor crónico.

Hacerse cargo

1. Enfoque farmacológico: Pueden utilizarse analgésicos, incluidos opiáceos, AINE, anticonvulsivos y antidepresivos. La prescripción debe adaptarse a cada paciente.

2. Terapias físicas: La fisioterapia, los ejercicios, la TENS y otras modalidades pueden ayudar a controlar el dolor.

3. Intervenciones intervencionistas: Puede considerarse la posibilidad de realizar bloqueos nerviosos, inyecciones o incluso cirugía para tratar la causa subyacente.

4. Enfoque psicológico: la TCC, la relajación y otras terapias pueden ayudar a controlar el estrés, la ansiedad y la depresión asociados al dolor.

5. Enfoques complementarios: La acupuntura, los masajes y la meditación también pueden ser beneficiosos.

Educación y seguimiento

Es crucial educar a los pacientes sobre el dolor posquirúrgico, los factores de riesgo y los métodos de tratamiento. Un seguimiento regular permite ajustar los tratamientos e identificar rápidamente cualquier complicación o nueva causa de dolor.

El dolor posquirúrgico crónico es un reto médico que requiere un enfoque multidisciplinar. El tratamiento precoz, el reconocimiento de los factores de riesgo, una educación adecuada y un seguimiento riguroso son esenciales para garantizar la mejor calidad de vida posible para el paciente.

Capítulo 14

INTERNACIONAL Y CIRUGÍA CARDÍACA

Participar en misiones
o en el extranjero

Participar en misiones humanitarias o trabajar en el extranjero es una experiencia que ofrece a las enfermeras una perspectiva única y enriquecedora. Al trabajar en contextos diferentes de su entorno habitual, las enfermeras no sólo adquieren nuevas habilidades, sino que también desarrollan una comprensión más profunda de los retos sanitarios mundiales.

Las razones de estas misiones

Compromiso altruista: A muchos les mueve el deseo de ayudar a las poblaciones vulnerables, de prestar asistencia allí donde más se necesita y de marcar una diferencia tangible en la vida de las personas.

Adquisición de habilidades: Estas misiones ofrecen la oportunidad de desarrollar nuevas habilidades clínicas, aprender a tratar enfermedades raras o específicas de ciertas regiones y trabajar en condiciones a veces precarias.

Enriquecimiento cultural: Trabajar en el extranjero o en una misión humanitaria le permite sumergirse en una nueva cultura, comprender otras formas de vida y ampliar sus horizontes.

Preparación y planificación

Investigación y selección: Es esencial encontrar una organización o un programa que se ajuste a sus valores y aptitudes. Algunos se centran en la atención de urgencias, mientras que otros pueden concentrarse en la salud comunitaria o la educación.

Formación: Las enfermeras pueden necesitar formación específica antes de partir, como cursos sobre enfermedades tropicales, medicina del viajero o salud internacional.

Consideraciones logísticas: Hay que tener en cuenta las vacunas, los visados, el alojamiento y otros aspectos prácticos.

Retos y recompensas

Recursos limitados: Trabajar en zonas remotas o en contextos humanitarios puede significar tener que hacer frente a la falta de equipos, medicamentos o personal.

Barreras lingüísticas y culturales: La comunicación puede ser un reto, por lo que es esencial respetar y comprender la cultura local.

Resistencia emocional: Las enfermeras pueden enfrentarse a situaciones desgarradoras, que requieren fortaleza mental y el apoyo adecuado.

Impacto positivo: A pesar de los retos, muchas enfermeras regresan de estas misiones con un aprecio renovado por su profesión, recuerdos duraderos y la satisfacción de haber marcado una diferencia positiva.

Perspectivas de futuro

• Participar en misiones humanitarias o en el extranjero también puede abrir puertas a funciones de liderazgo, especializaciones u oportunidades de formación complementaria. Es una experiencia que, aunque a veces es dura, a menudo es descrita como inestimable por quienes deciden seguir este camino.

Ya sea por el deseo de ayudar, por la necesidad de aventura o por una combinación de ambos, participar en misiones humanitarias o trabajar en el extranjero ofrece a las enfermeras una oportunidad única de ampliar sus horizontes profesionales y personales. Al enriquecer la mente y el espíritu, estas experiencias a menudo redefinen la forma en que las enfermeras perciben y ejercen su profesión.

Diferencias en la práctica
y la ética en la escena internacional

La cirugía cardiaca, al igual que otras disciplinas médicas, puede variar considerablemente de una parte del mundo a otra, no sólo en cuanto a la práctica sino también en términos de ética. Al hablar de diferencias internacionales, es esencial reconocer que estas variaciones pueden estar influidas por una mezcla de factores culturales, económicos, políticos y sociales.

Diferencias en la práctica

Técnicas y procedimientos: Las técnicas quirúrgicas adoptadas pueden variar en función de la formación disponible, las tradiciones médicas y las tecnologías accesibles.

Acceso a los recursos: En los países en desarrollo, el acceso a los equipos y medicamentos más avanzados puede ser limitado, lo que influye en la forma en que se presta la asistencia.

Formación y especialización: Los itinerarios de formación y especialización pueden diferir considerablemente, ya que los países hacen hincapié en diferentes competencias y áreas de conocimiento.

Funciones   de los profesionales sanitarios: En algunas culturas, las enfermeras pueden tener funciones más amplias o más limitadas, dependiendo de su formación y de las tradiciones locales.

Diferencias éticas

Consentimiento informado: Aunque el concepto de consentimiento informado es universal, la forma de obtenerlo y valorarlo puede variar. En algunas culturas puede ser práctica habitual consultar a la familia antes de tomar decisiones médicas, mientras que en otras prima la autonomía del paciente.

Cuestiones relacionadas con el final de la vida: las decisiones sobre la reanimación, la interrupción del tratamiento o los cuidados paliativos pueden estar influidas por creencias religiosas o culturales.

Confidencialidad: Las expectativas de confidencialidad e intercambio de información pueden variar, sobre todo en las culturas en las que las familias desempeñan un papel más central en la atención al paciente.

Prioridades en la atención: En determinados contextos, cuando los recursos son limitados, pueden tomarse decisiones difíciles sobre quién recibe tratamiento basándose en criterios distintos de los puramente médicos, como la edad o la condición social.

Navegar por las diferencias

Para los profesionales sanitarios que trabajan a nivel internacional o colaboran con colegas de otros países, es crucial :

Estar informado: Comprender los contextos locales, las prácticas médicas y los matices éticos.

Escuchar: Estar abierto a las opiniones y experiencias de los demás, reconociendo que no siempre hay una forma "correcta" de hacer las cosas.

Colaborar: Trabajar juntos para compartir conocimientos, respetar los distintos enfoques y encontrar soluciones centradas en el bienestar del paciente.

Las diferencias internacionales en la práctica y la ética reflejan la diversidad y la complejidad del mundo en que vivimos. Al comprender y respetar estas diferencias, los profesionales sanitarios pueden ofrecer una atención más compasiva, eficaz y receptiva a los pacientes de todo el mundo.

Intercambios y colaboraciones internacionales para mejorar su práctica

El mundo de la sanidad se caracteriza por la innovación y el cambio constantes, y esto es especialmente cierto en el campo de la cirugía cardiaca, donde surgen regularmente nuevas técnicas y tecnologías. Las enfermeras de cirugía cardiaca, además de su papel esencial con los pacientes, pueden beneficiarse enormemente de los intercambios y la colaboración internacionales para enriquecer su práctica.

Intercambios profesionales

Programas de intercambio :

Los programas de intercambio internacional ofrecen a las enfermeras la oportunidad de aprender nuevos métodos y enfoques trabajando en diversos contextos.

Permiten la inmersión en otras culturas sanitarias, contribuyendo a una comprensión más profunda de la sanidad mundial.

Conferencias y seminarios :

Participar en conferencias internacionales no sólo le permite adquirir nuevos conocimientos, sino también forjar vínculos con profesionales de todo el mundo.

Los seminarios y talleres ofrecen oportunidades para la formación continua y el desarrollo de habilidades.

Colaboraciones en investigación

Proyectos conjuntos de investigación :

La colaboración internacional puede fomentar proyectos de investigación conjuntos, permitiendo el intercambio de datos y resultados de investigación.

La investigación en colaboración aumenta el alcance y el impacto de los estudios, contribuyendo al avance general de la disciplina.

Publicaciones :

La publicación de artículos en revistas internacionales le permite compartir su propia experiencia e investigación con un público más amplio.

La lectura de publicaciones internacionales ofrece diferentes perspectivas e información actualizada sobre los avances en este campo.

Colaboración para la formación y la educación

Compartir recursos educativos :

La colaboración internacional ofrece la oportunidad de compartir y acceder a recursos educativos como módulos de aprendizaje electrónico, estudios de casos y materiales de cursos.

Programas de tutoría :

Los programas internacionales de tutoría permiten a las enfermeras beneficiarse de la experiencia y los consejos de profesionales experimentados de todo el mundo.

Desarrollo de protocolos y directrices

Desarrollo conjunto de protocolos :

Trabajar con colegas internacionales para desarrollar protocolos y directrices clínicas puede ayudar a garantizar que la atención esté a la vanguardia de la práctica mundial.

En un mundo cada vez más interconectado, las oportunidades de intercambio y colaboración internacionales no sólo son accesibles, sino esenciales para enriquecer la práctica de las enfermeras de cirugía cardiaca. Ofrecen oportunidades para aprender, compartir conocimientos y habilidades y, en última instancia, contribuir a mejorar la atención al paciente en todo el mundo.

113

Capítulo 15

NUTRICIÓN E HIGIENE ALIMENTARIA EN PACIENTES CARDÍACOS

La importancia de la nutrición en recuperación y prevención

La nutrición desempeña un papel crucial en la salud cardiaca, tanto para quienes ya han sido sometidos a una operación de corazón como para quienes buscan prevenir las enfermedades cardiacas. La relación entre la nutrición, la recuperación postoperatoria y la prevención de las cardiopatías es íntima y compleja, y refleja el modo en que nuestra dieta influye en todas las facetas de nuestro bienestar.

Nutrición y recuperación postoperatoria
  Curar las heridas :
      Tras una intervención quirúrgica, el organismo necesita nutrientes específicos que le ayuden a reparar los tejidos. Proteínas de calidad, vitaminas como la vitamina C y minerales como el zinc son esenciales para una curación óptima.
  Energía y fuerza :
      La recuperación posquirúrgica puede ser agotadora. Una dieta rica en nutrientes proporciona la energía necesaria para ayudar a los pacientes a recuperar su fuerza y resistencia.
  Función inmunitaria :
      Las grasas buenas, las proteínas, las vitaminas y los minerales ayudan a reforzar el sistema inmunológico, reduciendo el riesgo de infecciones postoperatorias.
Nutrición y prevención de enfermedades cardiacas
  Reducción del colesterol :
      Una dieta baja en grasas saturadas y trans, combinada con alimentos ricos en fibra, puede ayudar a reducir el colesterol en sangre, uno

de los principales factores de riesgo de las enfermedades cardiacas.

Control de la presión arterial :
Las dietas ricas en fruta, verdura, cereales integrales y bajas en sodio ayudan a mantener una tensión arterial sana, protegiendo así el corazón.

Control del peso :
Mantener un peso saludable es crucial para la salud del corazón. Una nutrición equilibrada, combinada con una actividad física regular, puede ayudar a alcanzar y mantener un peso óptimo.

Reducción de la inflamación :
Ciertos alimentos, como los ricos en omega-3, tienen propiedades antiinflamatorias naturales que pueden ayudar a reducir el riesgo de cardiopatías.

Nutrición específica para pacientes cardiacos

Control del sodio :
Para los pacientes que sufren insuficiencia cardiaca o hipertensión, es especialmente importante vigilar la ingesta de sodio para evitar la sobrecarga de líquidos y una presión arterial excesiva.

Antioxidantes y fitonutrientes :
La fruta, la verdura y otras fuentes vegetales son ricas en antioxidantes y fitonutrientes que protegen el corazón contra el daño oxidativo.

La nutrición es un pilar fundamental de la salud cardiaca. Ya sea para favorecer una recuperación rápida y completa tras una intervención quirúrgica o para prevenir enfermedades cardiacas, una dieta sana y equilibrada es una inversión en salud a largo plazo. Para los pacientes cardiacos, trabajar en estrecha colaboración con dietistas y profesionales de la salud puede ayudar a desarrollar un plan nutricional adaptado a sus necesidades específicas.

Consejos dietéticos específicos
para pacientes cardíacos

La nutrición desempeña un papel vital en la gestión y prevención de las enfermedades cardiacas. Las elecciones dietéticas pueden influir en muchos factores de riesgo, como el colesterol, la tensión arterial, la inflamación y la obesidad. Para los pacientes cardiacos, adoptar una dieta cardiosaludable es esencial. He aquí algunas recomendaciones para orientar a estos pacientes.

Limite la sal :
Reduzca su consumo de sal para ayudar a controlar la hipertensión. Favorezca los alimentos caseros y limite los procesados, que suelen tener un alto contenido en sodio.

Coma grasas saludables:
Opte por las grasas insaturadas que se encuentran en los aceites de oliva, canola y girasol. Incluya fuentes de omega-3, como el salmón, las semillas de lino y las nueces. Limite las grasas saturadas y evite las grasas trans.

Añada más fruta y verdura:
Ricas en vitaminas, minerales y fibra, las frutas y verduras ayudan a reducir la presión arterial y protegen contra la aterosclerosis.

Apueste por las proteínas magras:
Elija carnes magras, aves sin piel, pescado y alternativas vegetarianas como las legumbres y el tofu.

Añada cereales   integrales:
Alimentos como la avena, la quinoa, el arroz integral y el pan integral aportan fibra cardiosaludable.

Reduzca el consumo de alcohol:

Si bebe, hágalo con moderación. El alcohol puede aumentar la tensión arterial.

Limite el azúcar añadido :

Las bebidas azucaradas, la bollería y otros alimentos ricos en azúcares añadidos pueden contribuir al aumento de peso e incrementar el riesgo de enfermedades cardiacas.

Vigile su peso:

Mantener un peso saludable es crucial para la salud del corazón. Una dieta equilibrada, combinada con ejercicio regular, le ayudará a lograr este objetivo.

Manténgase hidratado:

Beber suficiente agua es esencial para que su cuerpo y su corazón funcionen al máximo.

Leer las etiquetas :

Aprender a leer las etiquetas nutricionales puede ayudarle a elegir alimentos más sanos. Preste atención a los niveles de sodio, los tipos de grasa y los azúcares añadidos.

Consulte a un nutricionista:

Para un asesoramiento personalizado, consulte a un dietista-nutricionista que pueda ayudarle a elaborar un plan de comidas adaptado a sus necesidades.

Adoptando estos consejos y modificando gradualmente su dieta, los pacientes cardiacos pueden influir positivamente en su salud cardiaca, mejorar su calidad de vida y reducir el riesgo de complicaciones futuras. Adoptar una dieta cardiosana es un compromiso a largo plazo, pero es una inversión en salud que merece la pena.

Trabajar con dietistas
para planes alimentarios adecuados

En el corazón de los equipos médicos multidisciplinares se encuentra una colaboración esencial pero a veces infravalorada: la que existe entre la enfermera y el dietista. Su alianza es crucial para garantizar la mejor atención posible al paciente, especialmente en ámbitos en los que la nutrición desempeña un papel clave, como la cirugía cardiaca.

En cuanto llega un paciente, el enfermero, en su papel central de cuidador, recopila datos sobre el estado general del paciente, sus hábitos alimentarios, cualquier alergia o preferencias culinarias. Esta información, una vez transmitida al dietista, permite realizar un diagnóstico nutricional inicial y definir una estrategia dietética adecuada.

El dietista, con su profundo conocimiento de la nutrición, elaborará entonces un plan dietético a medida. Este plan tendrá en cuenta las necesidades específicas del paciente, ya sea para preparar el organismo para la cirugía, para favorecer una recuperación óptima o para controlar comorbilidades como la diabetes. El enfermero, por su proximidad al paciente, desempeña un papel fundamental en el seguimiento de este plan, observando la reacción del paciente a las comidas servidas y recabando sus opiniones.

Pero más allá de esta gestión técnica, esta colaboración tiene una dimensión humana. Las comidas se convierten en momentos clave de la jornada de un paciente hospitalizado. Puntúan el día, proporcionan consuelo e incluso pueden ser indicadores de moral y motivación. El enfermero, con su presencia cotidiana, y el dietista, con su experiencia, colaboran para hacer de estos momentos

momentos de bienestar, de escucha y de cuidados adecuados.

El éxito de esta colaboración también radica en la comunicación y la formación continua. Los avances en nutrición son constantes y es vital que enfermeras y dietistas compartan sus conocimientos, discutan casos complejos y conozcan juntos las nuevas recomendaciones.

Combinando sus puntos fuertes, su experiencia y su humanidad, las enfermeras y los dietistas pueden garantizar una atención nutricional integral y centrada en el paciente, contribuyendo de forma importante a mejorar su salud y su calidad de vida.

Capítulo 16

Rehabilitación cardiaca

Principios y objetivos
rehabilitación cardiaca

La rehabilitación cardiaca es un proceso supervisado médicamente y diseñado para mejorar la salud y el bienestar de las personas con problemas cardiacos o que han sido sometidas a cirugía cardiaca. Se basa en un enfoque holístico que combina el entrenamiento físico, la educación terapéutica y el apoyo psicosocial para ayudar a los pacientes a recuperar una calidad de vida óptima.

Los principios fundamentales de la rehabilitación cardiaca son:

Personalización: Cada programa se adapta a las necesidades específicas del paciente, teniendo en cuenta sus capacidades físicas, su historial médico y sus objetivos personales.

Multidisciplinariedad: La rehabilitación cardiaca es el resultado de la colaboración entre cardiólogos, fisioterapeutas, enfermeras, dietistas, psicólogos y otros especialistas para proporcionar una atención integral.

Continuidad de   los cuidados: la rehabilitación suele prolongarse durante varias semanas o meses, lo que requiere un seguimiento regular y una evaluación periódica de los progresos.

Enfoque holístico: Más allá del aspecto físico, la rehabilitación también abarca aspectos psicológicos, nutricionales y sociales para tratar al paciente como un todo.

Los principales objetivos de la rehabilitación cardiaca son :

Mejora de la capacidad física: Mediante ejercicios progresivos, los pacientes fortalecen su corazón, mejoran su resistencia y su fuerza muscular.

- **Optimización de los factores de riesgo**: la rehabilitación pretende ayudar a los pacientes a controlar y reducir los factores de riesgo asociados a las enfermedades cardiacas, como la hipertensión, el colesterol alto, la obesidad o el tabaquismo.
- **Educación terapéutica**: Los pacientes aprenden a comprender mejor su enfermedad, la medicación que toman y los cambios de estilo de vida necesarios para prevenir la recurrencia o la progresión de su afección.
- **Apoyo psicológico**: Las enfermedades cardiacas pueden ser traumáticas y provocar estrés, depresión o ansiedad. La rehabilitación ofrece apoyo emocional, ayudando a los pacientes a superar estos retos psicológicos.
- **Integración social**: Al recuperar la confianza en sí mismos y en sus capacidades, se anima a los pacientes a reanudar una vida social y profesional activa.
- **Prevención secundaria**: Uno de los objetivos clave es prevenir nuevos episodios cardíacos estableciendo buenos hábitos de vida y asegurando un seguimiento médico adecuado.

La rehabilitación cardiaca es mucho más que un simple programa de ejercicios. Es un enfoque integral, centrado en el paciente y diseñado para devolverle las llaves de una vida plena y activa, a pesar de su cardiopatía.

El papel de la enfermera en seguimiento y apoyo

Las enfermeras desempeñan un papel fundamental en el cuidado de los pacientes cardiacos, ya que a menudo se las considera el vínculo esencial entre el paciente y el equipo médico. Su posición única, a la vez cercana al paciente y en estrecho contacto con el equipo de enfermería, les confiere responsabilidades cruciales en términos de seguimiento y apoyo.

Educación terapéutica: Las enfermeras suelen ser el primer punto de contacto del paciente para responder a sus preguntas sobre su enfermedad, los procedimientos a los que se ha sometido, los medicamentos que le han recetado y los cambios en su estilo de vida que le recomiendan. Desempeñan un papel activo en la educación del paciente, ayudándole a comprender mejor su enfermedad y los cuidados asociados.

Evaluación continua: Además de los cuidados técnicos, las enfermeras realizan evaluaciones periódicas del estado de salud del paciente, controlando indicadores clave como las constantes vitales, los niveles de dolor y la eficacia de los tratamientos administrados.

Apoyo emocional: Reconociendo los retos psicológicos que pueden presentar las enfermedades cardiacas, las enfermeras ofrecen una escucha atenta y un apoyo emocional constante. A menudo son testigos de las ansiedades, esperanzas y preocupaciones del paciente, y se esfuerzan por ofrecer respuestas tranquilizadoras y afectuosas.

Coordinar los cuidados: Las enfermeras garantizan una coordinación fluida entre los distintos proveedores de cuidados: médicos, fisioterapeutas, dietistas, psicólogos. Se aseguran de que todos los cuidados se presten de forma armoniosa, teniendo en cuenta las necesidades específicas de cada paciente.

Seguimiento en casa: Tras el alta hospitalaria, la enfermera también puede participar en el seguimiento en casa, asegurándose de que continúan los cuidados, de que se siguen las prescripciones médicas y de que se detecta a tiempo cualquier signo de complicación.

Promoción de la salud: las enfermeras animan a los pacientes a adoptar un estilo de vida saludable, ya sea en términos de dieta, actividad física, abandono del tabaco o control del estrés. Desempeñan un papel activo en la prevención secundaria, destinada a evitar recidivas o complicaciones.

Conversaciones con las familias: Conscientes del impacto de la enfermedad en quienes les rodean, las enfermeras también proporcionan apoyo a las familias, orientándolas, tranquilizándolas e implicándolas en el proceso de cuidados.

Las enfermeras son las garantes de una atención holística y centrada en el paciente, combinando habilidades técnicas, conocimientos interpersonales y experiencia clínica. Su presencia constante, su atención y su dedicación hacen de ellas un pilar esencial en el seguimiento y el apoyo a los pacientes cardíacos.

Ejercicio, vuelta al trabajo y seguimiento a largo plazo

La cirugía cardiaca, por muy sofisticada que sea, es sólo una etapa en el camino hacia la recuperación de un paciente cardiaco. El periodo postoperatorio es igual de crucial, sobre todo en lo que se refiere a la reanudación de la actividad física, el ejercicio adecuado y el seguimiento a largo plazo para garantizar la vuelta a una vida sana y evitar complicaciones.

Reanudación de las actividades cotidianas: Tras una operación, los pacientes suelen estar ansiosos por volver a su vida anterior. Aquí es donde el papel de la enfermera y del equipo de rehabilitación es crucial. Ayudan a los pacientes a reanudar gradualmente sus actividades, desde tareas cotidianas sencillas como vestirse o caminar, hasta actividades más complejas.

La importancia del ejercicio: Los ejercicios cardiovasculares, adaptados a cada paciente, son esenciales para fortalecer el corazón y mejorar la resistencia y la capacidad pulmonar. Con el apoyo de un fisioterapeuta, los pacientes se inician en una serie de ejercicios adaptados a su estado, que les permiten reanudar la actividad física con suavidad.

Vuelta al trabajo y a la vida social: Dependiendo de la naturaleza de su profesión, algunos pacientes podrán volver al trabajo rápidamente, mientras que otros necesitarán más tiempo para adaptarse. La enfermera ayuda a determinar el momento adecuado para volver al trabajo y aconseja sobre cualquier ajuste que deba hacerse en el puesto de trabajo. Del mismo modo, reanudar una vida social satisfactoria es un aspecto crucial de la rehabilitación.

Seguimiento médico a largo plazo: Más allá de las primeras semanas del postoperatorio, es necesario un seguimiento médico regular. Se trata de garantizar que el corazón funciona correctamente, que la medicación prescrita se tolera bien y que el paciente sigue las recomendaciones sobre el estilo de vida. Las citas regulares con el cardiólogo y otros especialistas, así como las revisiones periódicas, son parte integrante de este seguimiento.

Educación y prevención: A lo largo del proceso de tratamiento, las enfermeras desempeñan un papel clave en la educación del paciente. Proporcionan información sobre las señales de alarma, los beneficios de una dieta equilibrada, la importancia de dejar de fumar y las técnicas de control del estrés.

Apoyo psicológico: La cirugía cardiaca puede dejar huella, y no sólo físicamente. Muchos pacientes manifiestan miedos, ansiedades o depresión. El apoyo psicológico, ya sea de una enfermera o de un psicólogo, es esencial para ayudarles a superar estos sentimientos.

El postoperatorio de la cirugía cardiaca es un camino tortuoso, jalonado de retos pero también de victorias. La reanudación de la actividad, el ejercicio adecuado y el seguimiento a largo plazo son etapas clave para garantizar que los pacientes recuperen su calidad de vida, bajo la atenta y experta mirada de su enfermera.

Capítulo 17

CUIDADOS PALIATIVOS EN CARDIOLOGÍA

Introducción a los cuidados paliativos en cardiología

La cardiología, aunque está muy centrada en las intervenciones curativas y las soluciones médicas avanzadas, se encuentra inevitablemente con situaciones en las que la curación ya no es una opción viable. Es en estos momentos delicados y de prueba cuando los cuidados paliativos adquieren todo su significado.

La naturaleza de los cuidados paliativos: Contrariamente a la percepción común, los cuidados paliativos no se limitan a "acompañar a la muerte". Se trata de un enfoque holístico destinado a ofrecer a los pacientes y a sus familias una mejor calidad de vida ante una enfermedad potencialmente mortal. Esto incluye el tratamiento del dolor y los síntomas, así como las necesidades psicológicas, sociales y espirituales.

Relevancia en cardiología: En cardiología, sobre todo en el caso de enfermedades avanzadas como la insuficiencia cardiaca terminal, el enfoque curativo puede llegar a sus límites. En estos casos, es esencial plantearse una transición hacia unos cuidados centrados en la comodidad del paciente, el alivio de los síntomas y el apoyo a su familia. Estos cuidados son esenciales para garantizar un final de vida digno y tranquilo.

Retos particulares en cardiología: Las enfermedades cardiacas presentan retos específicos para los cuidados paliativos. A diferencia de otras enfermedades en las que la progresión es relativamente predecible, las cardiopatías pueden avanzar de forma brusca y repentina. Esto hace que la planificación de los cuidados, las discusiones sobre las voluntades anticipadas y la toma de decisiones éticas sean aún más complejas.

El papel de la enfermera: Las enfermeras desempeñan un papel fundamental en la aplicación de los cuidados paliativos en cardiología. A menudo son el primer punto de contacto entre el paciente, su familia y el equipo médico. Su capacidad para evaluar los síntomas, comunicarse eficazmente, proporcionar apoyo emocional y coordinarse con otros profesionales sanitarios es esencial para proporcionar unos cuidados paliativos de calidad.

Comunicación y ética: Una parte importante de los cuidados paliativos es la comunicación abierta y sincera. A menudo se pide a las enfermeras que faciliten estas delicadas conversaciones sobre las expectativas, esperanzas, temores y decisiones relativas al final de la vida.

Un vínculo con la familia: Los cuidados paliativos no se limitan al paciente. Los familiares también atraviesan un periodo extremadamente difícil y necesitan apoyo, información y orientación. El enfermero, por su proximidad y experiencia, es un pilar de apoyo para estas familias.

Los cuidados paliativos en cardiología son un componente esencial del tratamiento general del paciente. Es un recordatorio de que, a veces, el consuelo, la dignidad y la humanidad prevalecen sobre la curación. Las enfermeras desempeñan un papel clave en este proceso, aportando tanto conocimientos técnicos como calor humano.

Gestión de los síntomas y apoyo emocional

La cirugía cardiaca afecta al corazón mismo de lo que nos mantiene vivos. Los pacientes que se enfrentan a esta realidad a menudo experimentan una avalancha de emociones, combinadas con una variedad de síntomas físicos que requieren un manejo adecuado. La clave está en manejar los síntomas con eficacia al tiempo que se les proporciona un sólido apoyo emocional.

La dualidad de los síntomas: Tras una intervención cardiaca, los pacientes pueden experimentar una serie de síntomas. Pueden ser fisiológicos, como dolor, fatiga, dificultades respiratorias o arritmias, o psicológicos, como ansiedad, depresión o sentimientos de vulnerabilidad.

Evaluación holística: **Un** enfoque holístico es esencial para una atención eficaz. La enfermera debe evaluar tanto los síntomas físicos como los emocionales. Las escalas de evaluación del dolor, los cuestionarios de salud mental y las entrevistas periódicas son herramientas valiosas en este proceso.

Estrategias analgésicas: El dolor es uno de los síntomas más comunes y temidos. Las enfermeras deben ser capaces de administrar la medicación prescrita al tiempo que vigilan cualquier efecto secundario. Al mismo tiempo, las técnicas no farmacológicas como la relajación o la distracción pueden ser eficaces.

Apoyo emocional: Los sentimientos de ansiedad e incertidumbre son habituales tras una operación de corazón. La enfermera desempeña un papel crucial escuchando y tranquilizando a los pacientes. A menudo son los profesionales sanitarios más cercanos al paciente, que ofrecen no sólo cuidados sino también un oído atento y una presencia tranquilizadora.

Comunicación cuidadosa: La forma en que se transmite la información a los pacientes puede influir enormemente en su estado emocional. Una comunicación clara, honesta y empática es fundamental. Se trata de responder a las preguntas, disipar los mitos y reforzar la sensación de seguridad del paciente.

Apoyo familiar: La familia suele desempeñar un papel clave en la recuperación emocional del paciente. La enfermera también debe apoyarlos, educarlos y tranquilizarlos. Proporcionarles información, implicarles en los cuidados y responder a sus preocupaciones fomenta un entorno propicio para la recuperación.

Derivación y colaboración: En los casos más complejos, puede que las enfermeras necesiten colaborar estrechamente con otros especialistas, como psicólogos, psiquiatras o trabajadores sociales. Una derivación rápida puede marcar a menudo la diferencia en el control de los síntomas y el bienestar emocional.

La gestión de los síntomas y el apoyo emocional van de la mano. Los cuidados postoperatorios no se limitan a la curación física, sino que también abarcan la curación emocional y psicológica. Las enfermeras, gracias a su formación y experiencia, están en primera línea para garantizar este delicado equilibrio.

Trabajar en equipo con especialistas en cuidados paliativos

La cardiología, al igual que otras especialidades médicas, se enfrenta a momentos en los que, a pesar de las mejores intervenciones posibles, el pronóstico de un paciente sigue siendo sombrío. En estas situaciones delicadas, los cuidados paliativos se vuelven esenciales para garantizar que la calidad de vida del paciente sea lo mejor posible. Las enfermeras de cirugía cardiaca trabajan en estrecha colaboración con un equipo de especialistas dedicados a estos cuidados. Esta relación interdisciplinar es a la vez compleja y gratificante, y requiere una comunicación fluida, empatía y respeto mutuo.

Comprender los objetivos de los cuidados paliativos : La esencia de los cuidados paliativos es el alivio del sufrimiento, ya sea físico, psicológico, social o espiritual. No se trata necesariamente del final de la vida, sino de la calidad de vida. Las enfermeras deben comprender y respetar este enfoque, que se centra en el paciente más que en la enfermedad.

El papel central de la comunicación: Los equipos de cuidados paliativos suelen estar formados por médicos, enfermeras, trabajadores sociales, psicólogos, capellanes y, a veces, otros profesionales. La coordinación de los cuidados requiere intercambios regulares y transparentes entre todos estos actores para garantizar una atención holística.

Gestión de síntomas complejos: Los pacientes de cuidados paliativos pueden presentar una gran variedad de síntomas, que van desde el dolor a la disnea o la ansiedad. Trabajar con un equipo especializado permite aplicar estrategias terapéuticas específicas y eficaces, lo que enriquece las competencias de la enfermera de cardiología.

Apoyo emocional y psicológico: Las enfermeras son a menudo el primer punto de contacto para los pacientes y sus familias. Trabajando con especialistas en cuidados paliativos, pueden garantizar que sus necesidades emocionales sean reconocidas y atendidas, ya sea a través de una simple conversación o de una terapia más estructurada.

Decisiones difíciles: Pueden surgir dudas sobre la limitación o interrupción del tratamiento, las voluntades anticipadas o la eutanasia. Estas decisiones tienen consecuencias trascendentales y requieren una estrecha colaboración entre la enfermera, el paciente, la familia y el equipo de cuidados paliativos.

Educar y concienciar: La enfermera de cardiología también tiene un papel que desempeñar en la concienciación de la importancia de los cuidados paliativos entre otros miembros del equipo médico. Pueden actuar como puente entre las unidades de cuidados cardiológicos y las de cuidados paliativos, facilitando la transferencia de conocimientos y habilidades.

Cuidar de uno mismo: Trabajar con un equipo de cuidados paliativos puede ser un reto emocional. Es esencial que las enfermeras reconozcan sus propias emociones, busquen apoyo si es necesario y practiquen la autocompasión.

La colaboración entre la enfermera de cirugía cardiaca y los especialistas en cuidados paliativos es una alianza poderosa, centrada en el bienestar y la dignidad del paciente. Cada profesional aporta sus propias habilidades y perspectivas, trabajando juntos con el objetivo último de proporcionar la mejor calidad de vida posible.

Capítulo 18

LOS RETOS DEL SISTEMA SANITARIO Y CIRUGÍA CARDÍACA

Comprender el sistema sanitario y retos financieros

El mundo de la medicina no sólo está impulsado por la investigación, la innovación y la dedicación a la causa del bienestar humano. También está fuertemente influido por los sistemas sanitarios en los que opera, sistemas a menudo marcados por complejidades organizativas, políticas y financieras. Para un profesional sanitario, en particular para una enfermera de cirugía cardiaca, comprender estas cuestiones es crucial para poder ofrecer los mejores cuidados posibles al tiempo que se navega con destreza por el laberinto de la burocracia y las limitaciones presupuestarias.

El marco del sistema sanitario mundial: Cada país tiene su propio sistema sanitario, moldeado por décadas, incluso siglos, de política, tradición y negociación. Algunos sistemas están financiados en gran medida por el Estado, otros dependen de seguros privados y muchos son una mezcla de ambos. Conocer la estructura básica del sistema sanitario de su país ayuda a las enfermeras a orientar a los pacientes y a comprender los retos a los que se enfrentan.

Presiones financieras: Los costes de la cirugía cardiaca, como los de muchos procedimientos médicos avanzados, son elevados. Incluyen desde los honorarios de los cirujanos hasta el coste de los dispositivos médicos y los gastos de hospitalización. Los pacientes, sus familias y a veces incluso el personal médico pueden verse abrumados por estos costes, lo que conduce a dilemas éticos sobre el acceso justo a la atención.

El papel de las compañías de seguros: las compañías de seguros suelen desempeñar un papel central a la hora de determinar qué está cubierto, a qué nivel y en qué condiciones. A menudo, las enfermeras tienen que colaborar estrechamente con estos organismos para garantizar una cobertura óptima.

Cuestiones éticas: La cuestión de quién recibe qué tratamiento, cuándo y cómo, está profundamente arraigada en cuestiones éticas. Con recursos limitados, hay que tomar decisiones difíciles, que a veces dejan a los profesionales sanitarios en conflicto entre su deseo de ayudar y las realidades financieras.

La importancia de la prevención: Con el aumento del coste de la asistencia sanitaria, la importancia de la prevención nunca ha sido tan crucial. Al educar a los pacientes sobre los factores de riesgo cardiaco y promover estilos de vida saludables, las enfermeras desempeñan un papel clave en la reducción de los costes futuros.

Innovación y coste: Aunque las nuevas tecnologías y métodos quirúrgicos pueden ofrecer mejores resultados y recuperaciones más rápidas, a menudo conllevan un precio elevado. Lograr un equilibrio entre la adopción de estas innovaciones y el control de los costes es un reto constante.

Formación y desarrollo : Los retos financieros también afectan a la formación continua. En ocasiones, las instituciones pueden mostrarse reacias a invertir en la formación del personal debido a las limitaciones presupuestarias, lo que puede poner en peligro la calidad de la atención.

Navegar por el mundo de la sanidad requiere mucho más que conocimientos médicos. Es un delicado equilibrio entre ofrecer cuidados de calidad, comprender el sistema y reconocer los retos financieros siempre presentes. Para la enfermera de cirugía cardiaca, esto significa sentirse tan cómoda con un bisturí como con un presupuesto.

La influencia de la política sanitaria sobre cirugía cardíaca

La intersección entre la política sanitaria y la cirugía cardiaca es un área fascinante, que marca la convergencia entre el espectro macroscópico de las decisiones gubernamentales y la microrrealidad de los quirófanos. La evolución, disponibilidad y calidad de la cirugía cardiaca en una región determinada dependen en gran medida de las prioridades, políticas e inversiones definidas por los dirigentes políticos.

Financiación y asignación de recursos: Las decisiones políticas determinan en gran medida la financiación asignada a los diferentes sectores sanitarios. Los fondos pueden destinarse a equipos de última generación, a centros especializados en cardiología o a la formación de personal especializado. La distribución de estos recursos tiene un impacto directo en la accesibilidad y la calidad de la atención cardiológica.

Igualdad de acceso a la atención sanitaria: Las políticas sanitarias suelen definir quién tiene acceso a qué tipo de atención. Por ejemplo, en algunos sistemas, los procedimientos cardíacos avanzados pueden estar reservados a pacientes con un seguro específico o que vivan en determinadas regiones, dejando a otros pacientes en situaciones precarias.

Investigación y desarrollo : Las iniciativas políticas pueden estimular u obstaculizar la investigación en cirugía cardiaca. Un fuerte apoyo gubernamental a la investigación médica puede dar lugar a innovaciones en las técnicas quirúrgicas, los dispositivos médicos y los medicamentos.

Normas y reglamentos: Las normas de práctica y los reglamentos influyen en cómo se realiza la cirugía cardiaca. Pueden incluir normas de esterilidad, protocolos postoperatorios o directrices sobre el uso de determinadas tecnologías.

Programas de prevención: El impacto de las políticas sobre cirugía cardiaca no es sólo reactivo, sino también preventivo. Unas políticas firmes de prevención de las enfermedades cardiacas, como los programas de educación sanitaria o la regulación de la publicidad de la comida basura, pueden reducir la necesidad de cirugía cardiaca.

Relaciones internacionales: Las políticas exteriores y los acuerdos comerciales pueden influir en la cirugía cardiaca, sobre todo en lo que respecta a la importación de equipos y medicamentos, o incluso al intercambio de conocimientos y formación entre países.

Política y ética: A veces surgen dilemas éticos, como decidir si un tratamiento caro debe ofrecerse de forma universal o reservarse a un subgrupo específico de pacientes. Estos dilemas suelen estar influidos por decisiones políticas.

En última instancia, la política sanitaria determina la forma en que se practica, financia y desarrolla la cirugía cardiaca. Los cirujanos cardiacos, las enfermeras y otros profesionales sanitarios no sólo deben dominar sus habilidades clínicas, sino también comprender y, en algunos casos, influir en la política para garantizar la mejor atención posible a sus pacientes.

Trabajar con administradores y responsables de la toma de decisiones

En el complejo mundo de la asistencia sanitaria, la colaboración interprofesional no se limita a las interacciones entre profesionales sanitarios. También abarca los estrechos vínculos entre el personal clínico, como enfermeras y médicos, y los administradores o responsables de la toma de decisiones, personas a menudo encargadas de la logística, las finanzas, la estrategia o los recursos humanos. Esta colaboración es esencial para garantizar una atención óptima al paciente respetando al mismo tiempo las limitaciones organizativas y presupuestarias.

La interconexión de funciones: Aunque las funciones de los clínicos y los administradores son distintas, están profundamente interconectadas. Las decisiones tomadas por los administradores influyen directamente en las condiciones de trabajo de los clínicos y en la calidad de la atención prestada a los pacientes. A la inversa, las opiniones de los clínicos son cruciales para que los administradores tomen decisiones con conocimiento de causa.

Comunicación abierta: La comunicación transparente es la base de una colaboración eficaz. Las enfermeras deben poder expresar sus preocupaciones, necesidades o sugerencias, al tiempo que comprenden las limitaciones presupuestarias u organizativas que tienen en mente los administradores.

Comprender los problemas: Para facilitar esta colaboración, es esencial que todos comprendan los problemas y retos de los demás. Las enfermeras deben tener un conocimiento básico de los principios de gestión, mientras que los administradores deben estar familiarizados con el contexto clínico, incluidos los retos específicos de la cirugía cardiaca.

Soluciones centradas en el paciente: En cualquier debate o negociación, el bienestar del paciente debe seguir siendo el centro de atención. Las decisiones deben ir siempre encaminadas a mejorar la calidad de la atención y la experiencia del paciente, aunque ello requiera compromisos por ambas partes.

Foros de colaboración: Pueden crearse comités conjuntos o grupos de trabajo que incluyan tanto a médicos como a administradores para debatir temas específicos, como la compra de nuevos equipos, la mejora de los procesos de trabajo o la formación continua.

Formación continua: La organización de talleres o cursos de formación conjuntos puede reforzar el entendimiento mutuo y mejorar la colaboración. Por ejemplo, un taller sobre las últimas innovaciones en cirugía cardiaca puede interesar tanto a las enfermeras especializadas como a los gestores financieros.

Participación en la toma de decisiones: Incluir a las enfermeras en los procesos de toma de decisiones, sobre todo en los que afectan directamente a su práctica clínica, refuerza su sentido de pertenencia y su motivación. También puede ayudar a identificar soluciones innovadoras o a anticipar posibles problemas.

La colaboración entre enfermeras y administradores no siempre es sencilla, ya que implica conciliar visiones a veces divergentes. Sin embargo, cuando esta colaboración tiene éxito, puede conducir a una mejora significativa de la atención al paciente, a una mayor satisfacción profesional y a una mayor eficacia organizativa.

Capítulo 19

FORMACIÓN CONTINUA Y DESARROLLO PROFESIONAL

La importancia de la formación continua

En el ámbito médico y, más concretamente, en el de la cirugía cardiaca, la formación continua no sólo es un imperativo, sino también una garantía de la calidad de los cuidados prestados. Permite a los profesionales, incluidos los enfermeros, mantenerse a la vanguardia de los conocimientos, dominar las últimas técnicas y garantizar una atención óptima al paciente.

Conocimientos en constante evolución: La medicina es una ciencia en constante evolución. La investigación avanza, se hacen nuevos descubrimientos y las recomendaciones médicas pueden cambiar. La formación continua nos ayuda a mantenernos informados y al día, garantizando que los pacientes se beneficien de las mejores prácticas disponibles.

Integración de innovaciones tecnológicas: Con la aparición de nuevas tecnologías, como dispositivos avanzados de monitorización o técnicas quirúrgicas innovadoras, es esencial que las enfermeras se familiaricen con estas herramientas. Una formación adecuada garantiza que estas tecnologías se utilicen de forma segura y eficaz en beneficio del paciente.

Mejorar las habilidades clínicas: La formación continua no es sólo teórica. También incluye talleres prácticos, simulaciones y formación en el puesto de trabajo para reforzar y perfeccionar las habilidades clínicas de las enfermeras.

Reforzar la multidisciplinariedad: Los cursos de formación son a menudo una oportunidad para que los distintos actores del mundo médico se conozcan e intercambien ideas. Estas interacciones enriquecen la práctica de cada uno, favorecen una mejor comprensión de sus respectivos papeles y refuerzan la colaboración dentro de los equipos.

Cumplir los requisitos reglamentarios: En muchos países, se exige un determinado número de horas de formación continua para mantener una licencia o una acreditación profesional. Más allá de esta obligación, también es una prueba de compromiso profesional.

Desarrollo profesional y personal: La formación continua también contribuye al desarrollo profesional de las enfermeras, ofreciéndoles oportunidades de especialización o de progresión profesional. A nivel personal, aumenta la confianza en uno mismo, la satisfacción laboral y la sensación de logro.

Prevención de errores médicos: La formación periódica ayuda a reducir el riesgo de errores médicos recordando a los pacientes las buenas prácticas y concienciando sobre los errores comunes y los escollos que hay que evitar.

Adaptación a contextos específicos: La cirugía cardiaca, con sus características y retos específicos, requiere unos conocimientos refinados. La formación dirigida a esta especialidad nos permite satisfacer las necesidades únicas de los pacientes cardíacos.

En resumen, la formación continua es una piedra angular de la profesión de enfermería de cirugía cardiaca. Encarna el compromiso de los cuidadores con sus pacientes, su profesión y consigo mismos, garantizando una calidad óptima de los cuidados en un campo en constante evolución.

Conferencias, seminarios y talleres pertinentes

Mantenerse activo e informado en el campo de la medicina, y en particular de la cirugía cardiaca, requiere asistir regularmente a conferencias, seminarios y talleres. Estos encuentros profesionales no son sólo oportunidades de aprendizaje, sino también momentos privilegiados para intercambiar con compañeros, discutir los últimos avances y colaborar en cuestiones clínicas o de investigación.

La oferta de conferencias: Hay multitud de conferencias médicas, desde simposios internacionales de cardiología con miles de participantes, hasta reuniones más íntimas centradas en temas específicos como las nuevas técnicas quirúrgicas o el tratamiento postoperatorio.

Seminarios especializados: Los seminarios suelen ser más específicos y profundos que una conferencia general. Pueden tratar temas específicos como el uso de tecnologías concretas, el tratamiento de complicaciones específicas o las cuestiones éticas que plantea el trasplante de corazón.

Talleres prácticos: A diferencia de las conferencias y los seminarios, que suelen ser teóricos, los talleres son sesiones prácticas. Pueden implicar el dominio de nuevos equipos, simulaciones quirúrgicas o formación en comunicación paciente-enfermera.

Intercambio y creación de redes: Estos actos son una oportunidad ideal para conocer a colegas, establecer contactos profesionales y discutir casos clínicos o experiencias personales. Esta red puede ser inestimable para obtener asesoramiento, colaborar en proyectos de investigación o simplemente compartir retos y éxitos.

Manténgase informado: Con la medicina evolucionando tan rápidamente, asistir a estos eventos es una forma estupenda de mantenerse al día de los últimos avances, ya sea en investigación, nuevas técnicas quirúrgicas o recomendaciones clínicas.

Participación activa: Muchos profesionales no sólo asisten a estos eventos como oyentes, sino que se implican activamente presentando sus investigaciones, dirigiendo talleres o participando en mesas redondas. Esta participación activa es una excelente oportunidad para darse a conocer y contribuir a la comunidad profesional.

Oportunidades de formación: Para muchas enfermeras, estas conferencias, seminarios y talleres también pueden contar como horas de formación continua, necesarias para mantener determinadas certificaciones o acreditaciones.

Desafíos y controversias: Estos actos son también el escenario de animadas discusiones sobre temas controvertidos, proporcionando un espacio para el debate ético, clínico o incluso político.

Perspectiva internacional: Los grandes congresos ofrecen una perspectiva internacional que permite comprender cómo se practica la cirugía cardiaca en diferentes contextos y culturas.

Participar en estas reuniones profesionales es esencial para cualquier enfermera de cirugía cardiaca que desee proporcionar los mejores cuidados posibles, al tiempo que contribuye activamente al avance de su profesión.

Tutoría y entrenamiento nuevas enfermeras

La integración de una nueva enfermera en un departamento, sobre todo en un campo tan exigente y especializado como la cirugía cardiaca, es un momento delicado, tanto para la profesional como para el equipo existente. La tutoría y el entrenamiento son herramientas esenciales para garantizar una transición fluida, promover el desarrollo de habilidades y reforzar la cohesión del equipo.

La esencia de la tutoría : La tutoría no es sólo una formación técnica. Es una relación profesional privilegiada en la que una enfermera experimentada, la mentora, guía, apoya y aconseja a una recién llegada. Esta relación se basa en la confianza, el intercambio y el compromiso mutuo.

Transmisión de conocimientos: El campo de la cirugía cardiaca es rico en técnicas, protocolos y conocimientos especializados. El mentor guía al nuevo enfermero a través de esta complejidad, ayudándole a vincular la teoría y la práctica, a perfeccionar sus habilidades y a adaptarse a las especificidades del departamento.

Apoyo emocional y psicológico: El mundo de la cirugía cardiaca puede ser estresante y emocionalmente exigente. La mentora está ahí para ayudar a la nueva enfermera a navegar por estas aguas a veces tumultuosas, ofreciéndole un oído atento, consejo y consuelo.

Integración en el equipo: El mentor también facilita la integración social y profesional de la nueva enfermera. Actúa como mediador, introduciendo al recién llegado en el equipo, descodificando la cultura del departamento y estableciendo un clima de confianza.

Retroalimentación constructiva: Una de las funciones esenciales del mentor es proporcionar retroalimentación con regularidad. Este feedback, que es a la vez positivo y correctivo, permite a la nueva enfermera progresar, ajustar sus prácticas y reforzar su confianza en sí misma.

Evolución de la tutoría: Aunque al principio la relación de tutoría es muy estructurada, evoluciona con el tiempo. A medida que el nuevo enfermero gana en autonomía y confianza, el mentor adapta su enfoque, ofreciéndole más libertad sin dejar de estar disponible para ofrecerle apoyo y consejo.

Valorar el papel de mentor: Ser mentor es una responsabilidad, pero también una forma de reconocer los conocimientos y la experiencia. Es una oportunidad para que las enfermeras experimentadas transmitan sus conocimientos, pero también para que se desafíen a sí mismas, actualicen sus competencias y renueven su compromiso con la profesión.

Crear un vínculo duradero: La tutoría suele dar lugar a una relación profesional duradera basada en el respeto mutuo y el intercambio. Mentor y alumno pueden convertirse en colegas, colaboradores o incluso amigos, compartiendo una historia común y la pasión por su profesión.

Mentorizar y entrenar a las nuevas enfermeras es esencial para asegurar una integración satisfactoria, reforzar las habilidades del equipo y garantizar unos cuidados óptimos a los pacientes de cirugía cardiaca. Es una situación en la que todos salen ganando y que beneficia al mentor, al mentorizado, al equipo y, en última instancia, a los pacientes.

Capítulo 20

EL EQUILIBRIO TRABAJO-VIDA PRIVADA

Reconocer los signos del agotamiento

En el exigente y acelerado mundo de la cirugía cardiaca, es crucial que las enfermeras y todo el personal médico reconozcan los signos del agotamiento. El burnout no tratado no sólo puede repercutir en la salud mental y física de la persona afectada, sino también comprometer la calidad de la atención prestada a los pacientes.

Síntomas físicos: El agotamiento suele manifestarse como una fatiga crónica e insuperable, incluso después de una noche completa de sueño. Esta fatiga puede ir acompañada de dolores de cabeza, dolores musculares, trastornos del sueño, problemas digestivos y una menor resistencia a las infecciones.

Deterioro de las funciones cognitivas: La disminución de la concentración, los olvidos frecuentes, la dificultad para tomar decisiones y la prolongación del tiempo de reacción son señales de alarma. En un contexto quirúrgico, estos síntomas pueden tener consecuencias dramáticas.

Emociones y estado de ánimo: El agotamiento puede provocar cambios de humor, mayor irritabilidad, sentimientos de tristeza o depresión, sensación de aislamiento y menor satisfacción personal.

Comportamiento en el trabajo: La falta de interés por el trabajo, la disminución de la motivación, los retrasos frecuentes, el aumento de los errores médicos o la tendencia a aislarse de los compañeros pueden ser signos de agotamiento.

Cambios en las relaciones sociales: Una tendencia al aislamiento, una falta de interés por las actividades sociales o las aficiones y un sentimiento de distanciamiento de los seres queridos también pueden ser reveladores.

Actitudes negativas: Una visión cínica del trabajo, una sensación de estar abrumado, de estar atrapado en el propio trabajo o dudar del valor o el significado del propio trabajo son síntomas típicos del agotamiento.

Comportamientos de riesgo: Algunas personas pueden desarrollar comportamientos autodestructivos como el consumo excesivo de alcohol, el consumo de drogas, una alimentación desequilibrada u otros comportamientos de riesgo en respuesta al agotamiento.

Es fundamental que los profesionales sanitarios, los jefes de equipo e incluso los familiares sepan reconocer estos signos. Esto les permite intervenir rápidamente, ofrecer apoyo y, si es necesario, dirigir a la persona a los recursos adecuados. En el ámbito médico, y en particular en cirugía cardiaca, donde cada gesto cuenta, cuidarse es inseparable de la calidad de la atención prestada a los pacientes.

Estrategias para mantener un equilibrio saludable

Los profesionales sanitarios, en particular los que trabajan en el exigente entorno de la cirugía cardiaca, suelen estar sometidos a una intensa presión. Sin embargo, es esencial mantener un equilibrio saludable entre el trabajo y la vida privada para garantizar una atención de calidad y preservar al mismo tiempo la propia salud mental y física. He aquí algunas estrategias que pueden ayudarle a encontrar y mantener ese equilibrio.

1. Priorización y delimitación: Es vital definir claramente sus prioridades, tanto profesionales como personales. Esto le permitirá dedicar tiempo a lo que realmente importa. Establecer límites entre el trabajo y la vida privada, como evitar llevarse trabajo a casa o desconectarse de los correos electrónicos del trabajo durante las vacaciones, puede ayudar a preservar este equilibrio.

2. Dedíquese tiempo a sí mismo: Es esencial reservar regularmente tiempo para la relajación y el ocio. Esto puede ser tan sencillo como leer un libro, hacer ejercicio, meditar o pasar tiempo de calidad con sus seres queridos.

3. Gestión del estrés: Técnicas como la meditación, el yoga y la respiración profunda pueden ser beneficiosas para reducir el estrés. También puede ser útil consultar a un terapeuta o entrenador especializado para aprender estrategias adecuadas de gestión del estrés.

4. Ejercicio regular: La actividad física no sólo es buena para su salud física, también es una forma estupenda de aliviar el estrés y mejorar su estado de ánimo gracias a la liberación de endorfinas.

5. Una dieta equilibrada: Una nutrición adecuada favorece el bienestar físico y mental. Seguir una dieta equilibrada, beber suficiente agua y evitar los excesos puede mejorar la capacidad de recuperación frente al estrés.

6. Dormir: Es esencial dormir lo suficiente y con calidad. La falta de sueño puede agravar el estrés, reducir la capacidad cognitiva y tener un impacto negativo en la salud.

7. Establezca una red de apoyo: Tener colegas, amigos o familiares con los que hablar y compartir experiencias puede ser de gran ayuda para descomprimirse.

8. Formación continua: Actualizar las habilidades y aprender nuevos métodos puede reducir la ansiedad profesional y aumentar la confianza en sí mismo.

9. Aprenda a delegar: Es importante reconocer que no puede hacerlo todo usted solo. Delegar ciertas tareas, ya sea en el trabajo o en casa, ayuda a repartir la carga de forma más uniforme.

10. Tómese unas vacaciones: Es vital tomarse descansos, aunque sean cortos, para recargar las pilas, descansar y volver con más fuerza.

Tener en cuenta que no hay que avergonzarse por pedir ayuda cuando el equilibrio parece esquivo es crucial. Ya sea un profesional sanitario, un mentor o alguien cercano, hablar de sus sentimientos y buscar soluciones juntos suele ser el primer paso hacia un equilibrio saludable.

Importancia del apoyo social y profesional

En el tumultuoso mundo de la medicina, y en particular en especialidades tan exigentes como la cirugía cardiaca, el apoyo social y profesional es un salvavidas para muchos profesionales. Lejos de ser un simple "extra", es un pilar fundamental del bienestar, la eficacia profesional y la longevidad en la profesión. Exploremos juntos por qué este apoyo es tan vital.

El apoyo social, ya sea de la familia, los amigos o la comunidad, proporciona un refugio emocional, un lugar donde las enfermeras pueden recargar las pilas, expresar sus dudas y frustraciones o compartir sus éxitos. Este tipo de apoyo tiene una serie de ventajas:

- **Resiliencia frente al estrés**: el simple hecho de hablar con alguien de confianza sobre sus experiencias puede reducir los efectos del estrés. Las emociones compartidas suelen ser más fáciles de gestionar.
- **Perspectiva externa**: Los amigos y la familia pueden ofrecer un punto de vista diferente, permitiendo al individuo ver las cosas desde una nueva perspectiva, fuera del contexto médico.
- **Pertenencia**: Sentirse integrado y apreciado dentro de un grupo social aumenta la autoestima y la confianza.
- **Equilibrio**: La interacción social fuera del lugar de trabajo ayuda a mantener un equilibrio entre la vida

laboral y personal, que es esencial para la salud mental.

El apoyo profesional, por su parte, surge de las relaciones entre colegas, mentores y superiores jerárquicos. Se trata de una red interconectada en la que se comparten conocimientos, competencias y experiencias.

Crecimiento profesional: los mentores y los colegas experimentados pueden proporcionar consejos, sugerencias y técnicas que enriquezcan la práctica individual.

Gestión de retos: Ante un caso complejo o una situación inesperada, el equipo puede reunirse para encontrar soluciones, lo que reduce la sensación de aislamiento.

Retroalimentación constructiva: Una retroalimentación honesta y benevolente le ayuda a mejorar, a comprender sus errores y a aprender de ellos.

Solidaridad: Conocerse y ser reconocido por sus compañeros crea un sentimiento de pertenencia a un grupo muy unido, en el que ayudarse mutuamente es algo natural.

Intercambio de recursos: Ya se trate de un nuevo curso de formación, un artículo relevante o una próxima conferencia, la red profesional es una mina de información.

El apoyo, ya sea social o profesional, no es un lujo: es una necesidad. Aporta equilibrio, fuerza, crecimiento y bienestar, elementos esenciales para cualquier profesional sanitario que desee prestar los mejores cuidados posibles preservando al mismo tiempo su propia salud y la pasión por su profesión.

Capítulo 21

PERSPECTIVAS DE FUTURO Y DESARROLLO DE LA PROFESIÓN

Retos actuales y futuros cirugía cardíaca

La cirugía cardiaca, en la encrucijada de la medicina, la tecnología y la investigación, está en constante evolución. Desde sus audaces comienzos hasta las proezas técnicas de hoy en día, siempre ha estado en el centro de los avances médicos. Sin embargo, a pesar de sus éxitos, esta especialidad médica se enfrenta a una serie de retos actuales y futuros que es esencial reconocer y abordar.

Retos actuales :

Aumento de la complejidad de los pacientes: A medida que la población envejece y aumentan las comorbilidades, los pacientes que requieren cirugía suelen ser mayores y tener afecciones médicas más complejas.

Recursos limitados: En muchas partes del mundo, el acceso a las instalaciones de cirugía cardiaca más modernas sigue siendo limitado, lo que pone de manifiesto las desigualdades en la atención.

Rápida evolución tecnológica : La tecnología médica avanza a un ritmo vertiginoso. Si bien esto aporta innovaciones, también plantea retos en términos de formación, adaptación y costes.

Resistencia a los antimicrobianos: La creciente prevalencia de la farmacorresistencia, sobre todo en el contexto de las infecciones postoperatorias, es una de las principales preocupaciones.

Retos futuros :

Integración de la Inteligencia Artificial (IA): Con la llegada de la IA, ¿cuál es la mejor manera de integrar estas tecnologías para mejorar el diagnóstico, la intervención y el seguimiento, garantizando al mismo tiempo que los profesionales reciban la formación adecuada?

Bioingeniería y trasplantes: Los avances en corazones artificiales y el cultivo de tejido cardiaco en el laboratorio podrían revolucionar los trasplantes. Sin embargo, estos avances requerirán ajustes éticos, legales y clínicos.

Cambios demográficos y epidemiológicos: El aumento de las enfermedades no transmisibles, como la obesidad, podría provocar un incremento de las cardiopatías, lo que requiere una planificación y una preparación adecuadas.

Ética y autonomía del paciente: A medida que las opciones quirúrgicas se hacen más variadas y complejas, ¿cómo podemos garantizar una toma de decisiones informada y centrada en el paciente?

Impacto del cambio climático: Los fenómenos meteorológicos extremos, la contaminación y otros factores medioambientales pueden influir en la salud del corazón. ¿Cómo puede adaptarse la cirugía cardiaca a estos nuevos retos?

La capacidad para anticiparse a estos retos y sortearlos definirá el futuro de la cirugía cardiaca. Para ello será necesaria la colaboración interdisciplinar, la formación continua y el compromiso con la innovación para garantizar que la especialidad siga ofreciendo una asistencia de vanguardia al tiempo que evoluciona con los tiempos.

Oportunidades profesionales avanzadas para enfermeras (enfermera especializada, especialista clínico, etc.)

La enfermería es uno de los pilares de la medicina moderna. Aunque el papel fundamental de la enfermera es proporcionar cuidados directos al paciente, el campo de la enfermería se ha diversificado y especializado considerablemente con el paso del tiempo, ofreciendo muchas oportunidades profesionales avanzadas. Gracias a estas especializaciones, las enfermeras no sólo pueden ampliar su ámbito clínico, sino también influir en la política sanitaria, la investigación, la educación y la gestión.

1. Enfermera profesional (NP):

El profesional de enfermería es un profesional sanitario altamente cualificado, capaz de realizar diagnósticos, prescribir tratamientos y gestionar de forma independiente determinadas patologías. Existen varias especialidades para los NP, entre ellas :

   Atención familiar NP
   PI en cuidados intensivos
   PI en pediatría
   PI en geriatría
   PI en psiquiatría/salud mental

2. Especialista en enfermería clínica (ECI):

Las ECI son expertas en una especialidad clínica concreta. Desempeñan un papel fundamental en la formación de nuevas enfermeras, la aplicación de protocolos de cuidados y la mejora de la calidad de los cuidados.

3. Enfermera anestesista :

Formada específicamente para administrar anestesia, esta enfermera trabaja en estrecha colaboración con anestesistas, cirujanos y otros profesionales sanitarios para garantizar la seguridad del paciente durante las intervenciones quirúrgicas.

4. Enfermera investigadora :

Algunas enfermeras deciden dedicarse a la investigación clínica o básica. Pueden trabajar en estudios epidemiológicos, ensayos clínicos o investigaciones de laboratorio, contribuyendo así al avance de los conocimientos sanitarios.

5. Enfermera de salud pública :

Centradas en las comunidades, las enfermeras de salud pública trabajan en la prevención de enfermedades, la promoción de la salud y la educación sanitaria de la población.

6. Enfermera asesora jurídica:

Tendiendo un puente entre el derecho y la medicina, esta enfermera ofrece su experiencia en asuntos legales relacionados con la práctica médica, ya sea en litigios, mala praxis o consulta de leyes y reglamentos.

7. Educador de enfermería:

Tanto en las universidades como en las escuelas de enfermería, el educador de enfermería desempeña un papel clave en la formación de las futuras generaciones de enfermeras.

8. Enfermera en gestión y liderazgo:

Con una formación adicional en gestión, las enfermeras pueden asumir funciones de liderazgo dentro de los centros sanitarios, gestionando equipos, presupuestos y proyectos.

9. Enfermera informática :

En la intersección de la salud y la tecnología, esta enfermera se especializa en sistemas de información relacionados con la salud, ayudando a crear y optimizar historiales médicos electrónicos y otras tecnologías.

Estas carreras avanzadas suelen requerir formación adicional, certificaciones específicas y una profunda experiencia clínica. Pero ofrecen a las enfermeras la oportunidad de tener un impacto aún mayor en la salud de los pacientes y en el sistema sanitario en su conjunto.

El papel de la enfermera en la prevención y educación cardiaca

Las enfermeras desempeñan un papel vital en el cuidado de los pacientes cardiacos. Además de los cuidados directos, su misión también abarca la prevención y la educación de los pacientes. Este enfoque pretende dotar a los pacientes de los conocimientos y habilidades que necesitan para gestionar su salud cardiaca, reducir los riesgos asociados y mejorar su calidad de vida.

1. Educación sobre estilos de vida saludables:
La enfermera sensibiliza a los pacientes sobre los factores de riesgo cardiaco modificables, como el tabaquismo, el sedentarismo y una dieta desequilibrada. Ofrecen consejos prácticos sobre cómo adoptar un estilo de vida más sano, fomentando la actividad física regular, una dieta equilibrada y el abandono del tabaco.

2. Conciencia de los síntomas :
La enfermera enseña a los pacientes a reconocer los signos de alarma de un problema cardiaco, como el dolor torácico, la falta de aliento o las palpitaciones. Esto puede conducir a un tratamiento precoz y evitar complicaciones.

3. Gestión de la medicación:
La enfermera explica la función, los beneficios y los posibles efectos secundarios de cada medicamento prescrito. Destaca la importancia del cumplimiento para maximizar los beneficios del tratamiento y evitar complicaciones.

4. Seguimiento postoperatorio :
Tras la cirugía cardiaca, la enfermera instruye al paciente sobre el cuidado de las heridas, la reanudación gradual de las actividades, la vigilancia de los signos de infección o complicaciones y cualquier ajuste del tratamiento.

5. Grupos de apoyo:
Algunas enfermeras pueden facilitar o remitir a los pacientes a grupos de apoyo donde puedan compartir experiencias, apoyarse mutuamente y aprender nuevas estrategias para gestionar su enfermedad.

6. Prevención secundaria :
Para los pacientes que ya han sufrido un episodio cardiaco, la enfermera insiste en la importancia de la prevención secundaria, es decir, evitar las recidivas. Esto implica un seguimiento médico regular, tomar la

medicación prescrita y adoptar un estilo de vida cardiosaludable.

7. Enlace con otros profesionales sanitarios:

Las enfermeras trabajan en colaboración con otros profesionales, como cardiólogos, nutricionistas, fisioterapeutas o psicólogos, para ofrecer una atención holística adaptada a cada paciente.

Las enfermeras desempeñan un papel fundamental en la prevención y la educación cardiacas. Al ser a menudo el primer punto de contacto del paciente, las enfermeras tienen la capacidad de influir positivamente en el comportamiento, fomentar la autonomía del paciente en la gestión de su enfermedad y contribuir de forma significativa a la prevención de las enfermedades cardiovasculares.

Capítulo 22

CONCLUSIÓN

LA NOBLEZA
DE LA PROFESIÓN ENFERMERA
EN CIRUGÍA CARDÍACA

Ser enfermera de cirugía cardiaca significa elegir situarse en la frontera entre la fragilidad de la vida humana y la genialidad de la medicina moderna. Significa abrazar una vocación que combina ciencia, tecnología, compasión y dedicación. Esta profesión, cargada de emoción y responsabilidad, es el epítome de la nobleza en el mundo médico.

1. Salvar el corazón, símbolo de vida :
El corazón, la bomba central que da vida a cada parte de nuestro cuerpo, es un órgano sagrado en muchas culturas. Proteger y cuidar el corazón es tocar la esencia misma de la vida. Las enfermeras de cirugía cardiaca desempeñan un papel activo en esta misión, con una devoción y una destreza inigualables.

2. Conocimientos que combinan pericia técnica y humanidad:
Las enfermeras especializadas en este campo poseen amplios conocimientos técnicos. Pero sus habilidades técnicas no pueden enmascarar la humanidad que yace en el corazón de su práctica. Cada paciente es único y las enfermeras despliegan una empatía sin límites para comprenderlos, tranquilizarlos y apoyarlos.

3. Coraje bajo presión :
Las urgencias son frecuentes en cirugía cardiaca. En estos momentos críticos, las enfermeras muestran una notable capacidad de recuperación, manteniendo la calma, la lucidez y la precisión para garantizar las mejores posibilidades de éxito.

4. Compromiso continuo con el bienestar del paciente :
Más allá del quirófano, las enfermeras desempeñan un papel crucial en la recuperación y rehabilitación del

paciente. Su compromiso no termina con la cirugía, sino que continúa con el seguimiento, la educación y el apoyo emocional, reflejando una determinación inquebrantable por ver a cada paciente volver a una vida plena y saludable.

5. Colaboración respetuosa :

La nobleza de la profesión se expresa también en la capacidad de la enfermera para trabajar en armonía con un equipo multidisciplinar. El respeto mutuo, la escucha y el intercambio de conocimientos son esenciales para proporcionar unos cuidados óptimos.

6. Una ética inquebrantable :

Frente a los dilemas éticos y los retos de la medicina moderna, la enfermera de cirugía cardiaca sigue siendo guardiana de los principios fundamentales de la profesión: benevolencia, justicia, autonomía y no dañar.

7. Evolución constante :

La cirugía cardiaca es un campo en constante evolución. Las enfermeras muestran una sed de aprendizaje, adaptándose a las nuevas tecnologías y a los métodos innovadores, al tiempo que preservan el aspecto humano de los cuidados.

La enfermería de cirugía cardiaca no es sólo una profesión; es una vocación, una llamada a servir, a superarse, a tocar vidas de forma profunda. La nobleza de esta profesión reside no sólo en sus habilidades técnicas, sino sobre todo en su inconmensurable pasión, devoción y amor por la humanidad.

Seguir evolucionando
atender mejor a los pacientes

El mundo de la medicina, como un organismo vivo, cambia constantemente. La medicina actual, con sus avances y descubrimientos tecnológicos, es radicalmente distinta de la de hace unas décadas. Ante esta dinámica desenfrenada, los profesionales sanitarios, y las enfermeras de cirugía cardiaca en particular, tienen una gran responsabilidad: seguir evolucionando para servir mejor a sus pacientes.

Desarrollo a través de la formación continua :
El aprendizaje nunca se detiene realmente para las enfermeras. Nuevas técnicas quirúrgicas, medicamentos innovadores, equipos de vanguardia... Todo ello requiere una formación periódica para garantizar intervenciones seguras y eficaces. Esta búsqueda incesante de conocimientos está alimentada por un profundo deseo de proporcionar los mejores cuidados posibles.

Adaptabilidad a la tecnología:
La era digital ha cambiado profundamente el panorama sanitario. Los historiales electrónicos de los pacientes, la telemedicina y los dispositivos de monitorización a distancia son sólo algunos ejemplos de cómo la tecnología se ha inmiscuido en la práctica diaria. La enfermera moderna adopta estas herramientas, no como sustitutas, sino como complementos que mejoran la calidad y la precisión de los cuidados.

Escucha activa y comunicación :
A medida que el mundo se vuelve cada vez más ruidoso, el arte de escuchar se convierte en un preciado tesoro. Al escuchar a sus pacientes, las enfermeras pueden captar matices y detalles que podrían escapar a un examen médico estándar. Esta escucha activa, unida a una comunicación eficaz, construye una relación de confianza entre paciente y cuidador.

Humanizar los cuidados:
Con la afluencia de innovaciones tecnológicas, es crucial no perder de vista el aspecto humano de la asistencia. Cada paciente es único, con su propia historia, sus esperanzas y sus miedos. Al reconocer y honrar esta

individualidad, las enfermeras añaden una dimensión de empatía y compasión, esencial para la curación holística.

Colaboración interprofesional:
El mundo médico está interconectado. Las enfermeras de cirugía cardiaca trabajan en estrecha colaboración con cirujanos, cardiólogos, anestesistas y otros profesionales. Esta colaboración, basada en el respeto mutuo, garantiza que el paciente se beneficie de una atención integral.

Reflexión ética:
Enfrentadas a dilemas médicos complejos, las enfermeras a menudo deben reflexionar éticamente, situando el bienestar del paciente en el centro de cada decisión.

Seguir evolucionando para servir mejor a los pacientes no es sólo una necesidad profesional, es un compromiso moral. Es una promesa que cada enfermera hace, no sólo a sus pacientes sino también a sí misma: no dejar nunca de aprender, escuchar e innovar por el bienestar de todos.

Ánimo y consejo
para las futuras enfermeras del sector

El camino que ha decidido emprender es uno de los más nobles y gratificantes que existen. La cirugía cardiaca es un campo de vanguardia que exige no sólo unas habilidades técnicas excepcionales, sino también un profundo sentido de la humanidad. Como enfermeras, ustedes serán las garantes de la calidad de los cuidados prestados a los pacientes, desde el momento en que cruzan el umbral del hospital hasta que se recuperan por completo. He aquí algunas palabras de aliento y consejos que le ayudarán en su camino.

1. Crea en su misión:
Usted desempeñará un papel esencial en el camino de cada paciente hacia la recuperación. Su contribución, aunque a veces se subestime, es fundamental. Recuerde

siempre que su trabajo tiene un profundo impacto en la vida de las personas a las que atiende.

2. Nunca deje de aprender:

La medicina evoluciona rápidamente, al igual que la tecnología. Invierta en formación continua para mantenerse a la vanguardia de su campo y garantizar la mejor atención posible a sus pacientes.

3. Cultive la empatía:

Las habilidades técnicas son esenciales, pero también lo es la capacidad de comprender y conectar emocionalmente con los pacientes. Su compasión y empatía serán a menudo el salvavidas de los pacientes en los momentos difíciles.

4. Trabajar juntos:

La cirugía cardiaca es un trabajo de equipo. Aprenda a trabajar en estrecha colaboración con cirujanos, anestesistas, dietistas y otros profesionales sanitarios. Juntos pueden proporcionar una atención integral y holística.

5. Cuídese:

Trabajar en cirugía cardiaca puede ser estresante y agotador. Para cuidar de los demás, primero debe cuidar de sí mismo. Encuentre formas de descomprimirse, ya sea a través de aficiones, ejercicio o meditación.

6. Busque apoyo:

Ya sean mentores, colegas o grupos de apoyo profesional, rodéese de personas que puedan ofrecerle consejo, tranquilidad y perspectivas diferentes.

7. No tenga miedo al fracaso:

Cometerá errores, como todo el mundo. Lo importante es aprender de estos errores y utilizarlos como una oportunidad para crecer.

8. Mantenga la pasión:

Lo que le atrajo a este campo en primer lugar fue la pasión por ayudar a los demás. No olvide nunca esa chispa, ya que le guiará incluso en los momentos más difíciles.

9. Siéntase orgulloso:

Independientemente de los obstáculos que encuentre, sepa que está haciendo un trabajo increíblemente importante. Cada día tiene la oportunidad de cambiar vidas, y eso es algo de lo que sentirse orgulloso.

La enfermería de cirugía cardiaca es una mezcla única de ciencia, arte y humanidad. Cultivando tanto sus habilidades técnicas como su capacidad para conectar con los pacientes, marcará una diferencia inestimable. ¡Buena suerte y bienvenida a esta maravillosa aventura!

Glosario de términos médicos

Un glosario de términos médicos es muy amplio y puede incluir miles de entradas. He aquí una lista no exhaustiva de algunos términos médicos de uso común, con breves definiciones:

Anemia: disminución del número de glóbulos rojos o de la cantidad de hemoglobina en la sangre.

Biopsia: extracción de una muestra de tejido para su examen microscópico.

Cianosis: Decoloración azulada de la piel debida a la falta de oxígeno en la sangre.

Disnea: Dificultad para respirar o falta de aliento.

Electrocardiograma (ECG): Registro de la actividad eléctrica del corazón.

Fibrosis: Formación excesiva de tejido fibroso, a menudo tras una inflamación o lesión.

Glucemia: concentración de glucosa en la sangre.

Hipertensión: Presión arterial alta.

Inmunología: Estudio del sistema inmunitario y sus respuestas a diversos agentes patógenos.

Ictericia: coloración amarillenta de la piel y los ojos debida a un aumento de la bilirrubina en la sangre.

Queratina: Una proteína que se encuentra en la piel, las uñas y el cabello.

Leucocitos : Glóbulos blancos implicados en la defensa del organismo contra las infecciones.

Metabolismo: Todas las reacciones químicas que tienen lugar en el organismo para mantener la vida.

Neoplasia: crecimiento anormal de las células, que puede dar lugar a un tumor.

Oncología: Estudio y tratamiento de los tumores.

Patógeno: Organismo o agente capaz de causar una enfermedad.

Cuadrante : División de una zona anatómica en cuatro partes, utilizada a menudo para describir la localización de un dolor abdominal.

Remisión: Reducción o desaparición de los signos y síntomas de una enfermedad.

Suero: La parte líquida de la sangre que queda tras la coagulación.

Taquicardia: Frecuencia cardiaca acelerada.

Úlcera: lesión abierta, generalmente dolorosa, que se forma en la piel o en las mucosas.

Vascularización: Suministro de sangre a un tejido u órgano.

CMB: Glóbulos blancos.

Xenoinjerto: trasplante de tejidos u órganos de una especie diferente.

Yoga: Una práctica que combina posturas, ejercicios de respiración y meditación para promover la salud física y mental.

Herpes zóster: Enfermedad vírica caracterizada por erupciones cutáneas dolorosas a lo largo de un nervio.

Ésta es una selección limitada de términos médicos, y el campo de la medicina es tan amplio que sería imposible abarcarlos todos aquí. Si busca términos específicos o más información sobre un tema concreto, ¡háganoslo saber!